AF335505

RECUPERAR LA FORMA
DESPUÉS DEL EMBARAZO

Cuerpo y salud

Últimos títulos publicados

PHOENIX PUBLIC LIBRARY

JUN 2 8 2005

Glade B. Curtis
Judith Schuler

RECUPERAR LA FORMA DESPUÉS DEL EMBARAZO

*Todo lo que necesitas saber para cuidarte
después de dar a luz*

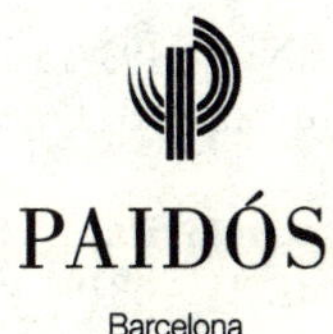

PAIDÓS

Barcelona
Buenos Aires
México

3 1730 06628 3974

Título original: *Bouncing Back after Your Pregnancy*
Publicado en inglés, en 2002, por Perseus Publishing, Cambridge,
Massachussets, EE.UU.

Traducción de Esther González Arqué

Cubierta de Julio Vivas

Quedan rigurosamente prohibidas, sin la autorización escrita de los titulares del *copyright*, bajo
las sanciones establecidas en las leyes, la reproducción total o parcial de esta obra por cualquier
medio o procedimiento, comprendidos la reprografía y el tratamiento informático, y la
distribución de ejemplares de ella mediante alquiler o préstamo públicos.

© 2002 by Glade B. Curtis and Judith Schuler
© 2004 de la traducción, Esther González Arqué
© 2004 de todas las ediciones en castellano
Ediciones Paidós Ibérica, S.A.,
Mariano Cubí, 92 – 08021 Barcelona
http://www.paidos.com

ISBN: 84-493-1582-4
Depósito legal: B. 17.952/2004

Impreso en Gràfiques 92, S.A.
Av. Can Sucarrats, 91 – 08191 Rubí (Barcelona)

Impreso en España – Printed in Spain

Sumario

Agradecimientos

Hay muchas personas a quienes quiero agradecer la ayuda y el apoyo que me han prestado en la preparación de este libro. Sin su comprensión y sostén, habría sido una tarea mucho más difícil.

Glade B. Curtis. Quiero dar las gracias a mi mujer, Debbie, por su apoyo. Siempre está ahí, en los momentos buenos y en los malos, preparada y dispuesta a ayudarme en todo lo que pueda. Doy las gracias también a mis cinco hijos, los cuales han tratado de comprender el tiempo y el esfuerzo que un proyecto como éste requiere. Sin el amor y el apoyo de mis padres, hoy no estaría donde estoy. Doy especialmente las gracias a Megan y Scott Harbertson por su pericia informática.

Judith Schuler. Ian, hijo mío, te doy las gracias por tu comprensión y por aceptar todo el tiempo y los viajes que he tenido que dedicar a todos nuestros libros. También agradezco enormemente vuestro amor y apoyo, mamá y papá. Además, te expreso mi profunda gratitud, Bob Rucinski, por tu ayuda en tantas cosas, especialmente en las relacionadas con la informática. Sin tu ayuda no habría encontrado pies ni cabeza a muchas de ellas. Muchas gracias, Leslie Elfner, por la ayuda que me has prestado en este libro.

¡Esto es el principio!

Participar en el nacimiento de un bebé es apasionante para cuantos se hallan relacionados con él: los nuevos padres, los otros miembros de la familia y los amigos. También es apasionante para el personal médico que ha tenido el privilegio de cuidar de ti y de tu bebé antes de nacer. Con este fin —cuidar de ti y de tu futuro hijo— hemos escrito otros cuatro libros que abordan el tema del embarazo: *Las semanas del embarazo; Your Pregnancy Questions and Answers; El embarazo después de los 35* y Your Pregnancy: Every Woman's Guide.* Además, también hemos escrito un libro sobre el primer año del bebé, *Your Baby's First Year Week by Week.*

Este libro abarca el período que sigue al nacimiento de tu bebé. Como también se trata de un momento importante de *tu* vida, el material que incluimos está destinado a servirte de guía a través de las numerosas nuevas experiencias que te esperan. Incluimos incluso información útil para ayudarte a planificar futuros embarazos. Esperamos que los temas que hemos abordado te ofrezcan la información que necesitas en el momento de iniciar tu nueva vida como madre.

Advertencia e Información breve. En cada capítulo encontrarás unos recuadros titulados «Advertencia» e «Información breve». Los recuadros «Advertencia» te alertan acerca de situaciones

* Barcelona, Paidós, 2003.

en las que debes «buscar ayuda externa», como por ejemplo la aparición de problemas físicos. Los recuadros de «Información breve» son retazos de información que puedes hallar interesante y sumar a tus conocimientos sobre el período del posparto.

Generalidades de la recuperación

En el hospital

Qué duele:
- ¡Todo! Los dolores musculares provocados por el esfuerzo de dar a luz se pueden comparar con el dolor que se siente después de correr una maratón.
- Tus nalgas están doloridas e inflamadas; si te han realizado una episiotomía, sentirás dolor.
- Si te han hecho una cesárea o una ligadura de trompas, las suturas estarán todavía tiernas.

Qué va bien:
- Por fin puedes coger a tu bebé.
- El timbre para llamar a la enfermera: ¡utilízalo siempre que lo necesites!
- Puedes volver a dormir boca abajo.
- Probad distintas formas, tú y tu compañero, de estar junto al bebé.

Qué no va bien:
- No te sientes en un mismo lugar durante mucho tiempo.
- Dar de comer (pecho o biberón) al milagro que tienes en tus brazos asusta un poco, pero pronto le cogerás el tranquillo.
- Tu bebé no llegó con instrucciones.

Qué anuncia problemas:
- Sangrar abundantemente o expulsar coágulos de sangre de un tamaño superior al de un huevo.
- Una presión arterial alta o baja.
- Un dolor que no cede con la medicación.
- Fiebre superior a los 37 °C.

No pasa nada si:
- Lloras o te sientes emotiva.
- Descansas. Pide que desconecten tu teléfono y que restrinjan tus visitas.
- Suspiras con alivio. ¡Lo has hecho! incluso puedes pensar o decir: «¡Tampoco ha sido para tanto!».

Ahora no te preocupes, pero...
- Has perdido 5,4 kg: 3,2 kg de bebé, 900 g de placenta, 1,3 kg de sangre y líquido amniótico. Tardarás cierto tiempo en deshacerte del resto de los kilos que tienes de más.
- Probablemente no puedas volver del hospital a casa con tus tejanos modernos.

Recuerda:
- Come alimentos nutritivos para tener la energía necesaria para producir leche, si es que das el pecho.
- Escribe los pensamientos y sentimientos que has tenido durante el trabajo de parto, el parto y las primeras horas con tu bebé. Anima a tu compañero a que haga lo mismo.
- Mira los vídeos que tiene el hospital sobre el cuidado del bebé. Pide al personal que te aclare las dudas o te ayude.
- Anota el nombre, la dirección y el número de teléfono de vuestro pediatra.

Pide colaboración:
- Haz preguntas y busca la ayuda de las enfermeras y el personal hospitalario.
- Pide a tu compañero que te acompañe a dar un paseo fuera de la habitación.

Párate y huele la felicidad:
- Tómate tiempo para que tú, tu pareja y vuestro bebé os unáis como familia.

LUZ ROJA, LUZ VERDE

Luz roja. No te pases. Procura que no te agobien las conversaciones telefónicas ni las visitas. No te canses por entretener a los demás.

Luz verde. Excédete y come algo que no hayas comido durante el embarazo.

PRIMERA SEMANA EN CASA

Qué duele:
- Tendrás contracciones uterinas dolorosas, especialmente mientras amamantes al bebé.
- Tus senos están llenos de leche, tensos y rebosantes.
- El área de la episiotomía o desgarro está todavía dolorida. ¡Por el momento no piensas en ir a montar a caballo!

Qué va bien:
- Te puedes mover algo mejor que cuando cargabas con el bebé, la placenta y el líquido amniótico.
- Tus músculos todavía están doloridos.
- La ropa de premamá sigue siendo la más cómoda de llevar.

Qué no va bien:
- Todavía tienes las piernas hinchadas.
- Se te escapa la orina y las heces sin que puedas controlarlo.

Qué anuncia problemas:
- Sangrar con mayor abundancia o expulsar coágulos de sangre.
- Tener en los pechos rayas rojas o zonas endurecidas.
- Aparición de fiebre.

No pasa nada si:
- No puedes con todas las tareas del hogar.
- Lloras, suspiras o ríes sin ningún motivo.
- Pides ayuda a tus amigos o familiares.

No te preocupes ahora, pero...
- Lateralmente se te ve un pequeño vientre de embarazada.
- Todavía conservas cierto peso extra del que ganaste durante el embarazo.

Recuerda:
- Pedir una primera visita al pediatra.
- Hacer que incorporen al bebé en tu seguro. Puede haber un tiempo límite para ello; así pues, no dejes pasar el tiempo.
- Guardar juntos los documentos importantes del «bebé», como el certificado de nacimiento, el comprobante de las vacunas que recibe (cuando el pediatra te lo dé la primera vez que visite al bebé) y su cartilla de la seguridad social.
- Pedir visita para tu revisión de las seis semanas después del parto.
- Pensar en las gestiones que debes hacer para contar con alguien que te cuide al niño si todavía no has pensado en ello.

Pide colaboración:
- Dale a tu pareja un trabajo o tarea para que te ayude y hacer así que se sienta útil.
- Contacta con tu pediatra si tienes problemas para amamantar a tu hijo.

Párate y huele la felicidad:
- ¿Has visto alguna vez un niño más precioso?

LUZ ROJA, LUZ VERDE

Luz roja. Evita el ejercicio y el sexo. No uses tampones para tratar la *metrorragia* (sangrado).
Luz verde. Haz los ejercicios de Kegel.

SEGUNDA SEMANA EN CASA

Qué duele:
- Los pechos (tanto si das de mamar al bebé como si no) todavía están llenos y doloridos.
- Las hemorroides todavía duelen, pero van mejorando poco a poco.

Qué va bien:
- Al ir disminuyendo la hinchazón y la retención de líquidos, puedes volver a ponerte algunos de tus zapatos.
- Dar de comer (con pecho o biberón) al bebé empieza a ser más fácil; ¡vas a terminar por hacerlo sin problemas!

Qué no va bien:
- Cuando toses, ríes, estornudas o levantas algo pesado, se te pueden escapar heces u orina sin que puedas controlarlo.
- ¡Fatiga! Cuidar a un bebé requiere mucho tiempo y muchas energías.

Qué anuncia problemas:
- Un flujo vaginal de olor desagradable o de color amarillo verdoso; a estas alturas el sangrado vaginal debería ir disminuyendo.

No pasa nada si:
- Dejas que el bebé llore un poco antes de ir a ver qué le pasa.

No te preocupes ahora, pero...
- Casi te puedes ver los pies cuando miras hacia abajo (tu barriga se va reduciendo).

Recuerda:
- Anota cualquier duda que tengas para cuando acudas a la visita con el pediatra.
- Si te han hecho una cesárea, recuerda acudir a la visita con el médico para la revisión.

Pide colaboración:
- A los vecinos les encanta prestar ayuda con los recién nacidos. Si no los conoces bien, pedirles que te echen una mano con el bebé va bien para romper el hielo.

Párate y huele la felicidad:
- ¿Hay algo más suave que la piel de tu bebé?
- Escribe en tu diario alguno de tus pensamientos y sentimientos.

LUZ ROJA, LUZ VERDE

Luz roja. Deja para más adelante todo ejercicio que te provoque tensión en el abdomen.
Luz verde. Sal a la calle a dar un paseo.

TERCERA SEMANA EN CASA

Qué duele:
- El dolor y las molestias en la zona de los glúteos van disminuyendo, pero estar sentada durante mucho tiempo sigue siendo algo incómodo.

Qué va bien:
- Tus manos se van deshinchando. Si te quitaste algún anillo durante el embarazo, trata de volver a ponértelo.

Qué no va bien:
- Tu bebé no sabe que hay diferencia entre el día y la noche, y por lo tanto tus patrones de sueño también se verán alterados.
- Prepararse para salir de casa es como organizarse para hacer una gran excursión. Con un bebé tardarás tres veces más en prepararte de lo que solías tardar en hacerlo antes de tener al niño.
- Tu suegra ha decidido que podría quedarse y ayudarte durante otra semana más. (De hecho, esto podría ser una buena idea.)

Qué anuncia problemas:
- Tener vetas rojas o zonas endurecidas y sensibles en las piernas, particularmente en la cara posterior de las pantorrillas. Esto podría significar un coágulo sanguíneo.

No pasa nada si:
- A ratos te sientes triste o deprimida. Es posible que incluso llores.
- Echas de menos estar embarazada. (¡No se lo digas a nadie!)

No te preocupes ahora, pero...
- Tienes venas varicosas, ¡igual que tu madre! Mejorarán a medida que te vayas recuperando del embarazo y vuelvas a hacer ejercicio.
- La piel de tu abdomen todavía se ve estirada cuando estás de pie.

Recuerda:
- Acudir a la primera visita con el pediatra. Probablemente él te dará la cartilla de vacunación del niño. Ponla en un lugar seguro junto con el resto de los papeles importantes del bebé.
- Habla con aquellos amigos que puedan relacionarse con tus experiencias.
- Haz muchas fotos y graba muchos vídeos. Te sorprenderá ver lo rápidamente que cambia el niño al crecer.

Pide colaboración:
- Trata de mantener a tu pareja implicada. Déjale que practique cuidando al bebé. Y pídele que te ayude con las tareas de casa.

Párate y huele la felicidad:
- A estas alturas habrás cambiado unos 200 pañales; ya eres una experta.

> ### LUZ ROJA, LUZ VERDE
>
> *Luz roja.* No te duches. Sigue las instrucciones que recibiste en el hospital para cuidar tu episiotomía.
>
> *Luz verde.* Es bueno que hables con tu pareja de tu depresión posparto. Deja que te ayude.

CUARTA SEMANA EN CASA

Qué duele:
- Tus músculos ya están mejor y puedes hacer más cosas que antes. Debes saber que es fácil que sufras tirones o sientas tirantez en aquellos músculos que hace tiempo que no usas.

Qué va bien:
- El control de la orina y de las heces va mejorando. El hecho de hacer los ejercicios de Kegel va dando sus frutos.
- El bebé da muestras de empezar a ajustarse a un horario regular.

Qué no va bien:
- Cosas que antes hacías con facilidad, como agacharte o levantarte, ahora te resultan más pesadas. Tómate las cosas con calma, y tómate todo el tiempo que necesites para hacer cualquier faena, por sencilla que sea.
- Tu primera menstruación después de dar a luz podría venirte en cualquier momento. Si no das el pecho, tu primer período suele llegar entre las cuatro y las nueve semanas después del alumbramiento, pero podría llegar antes.

Qué anuncia problemas:
- Sangre en la orina, una orina oscura o turbia o sufrir fuertes calambres o dolor al orinar: todos éstos son síntomas de una infección del tracto urinario.

No pasa nada si:
- Dejas al bebé con algún amigo o familiar mientras haces algo para ti, como por ejemplo un poco de ejercicio, ir de compras o comer con una amiga.

No te preocupes ahora, pero...
- Has dado largos paseos y has hecho ejercicio suave, y con ello te has sentido bien; sin embargo, no estás perdiendo peso tan rápidamente como a ti te gustaría.

Recuerda:
- Comprueba que tienes concertada la cita de las seis semanas con tu médico. Anota todas las dudas que tengas a medida que te vayan surgiendo.

Pide colaboración:
- Salir una noche con tu pareja es un buen plan. Los abuelos o algunos amigos podrían hacer de canguro, si se lo pides.

Párate y huele la felicidad:
- El tiempo que pasas con tu bebé es precioso. Pronto volverás al trabajo o reiniciarás otras actividades. Quizás ahora no lo creas, pero un niño crece más rápido de lo que piensas.

LUZ ROJA, LUZ VERDE

Luz roja. Evita el ejercicio de alto impacto, las abdominales violentas o levantar pesos.

Luz verde. Caminar es bueno; incrementa gradualmente la distancia y el tiempo. Busca a otra mamá como tú y pasead a los bebés con los cochecitos.

QUINTA SEMANA EN CASA

Qué duele:
- ¡Casi no tienes dolor en comparación con el que tenías hace cinco semanas!
- A medida que vuelvas a tus actividades regulares, es normal que sufras dolores musculares o de espalda.

Qué va bien:
- Los movimientos intestinales pueden ser todavía dolorosos de vez en cuando en la zona de la episiotomía o del recto.
- Has recuperado el control de los esfínteres.
- Es posible que estés ansiosa por volver a trabajar. Has echado de menos a tus amigos y el trabajo que realizas.

Qué no va bien:
- Tú, pero pronto estarás de vuelta en el trabajo.
- Puede resultarte difícil volver al trabajo y no estar con tu bebé a cada momento.

Qué anuncia problemas:
- No pensar en algún método contraceptivo después del parto. Decidiros por un tipo de anticonceptivo y preparaos para empezar a usarlo.
- Sentirte deprimida, melancólica o triste cada día. La depresión posparto debería haber mejorado significativamente, si es que no ha desaparecido ya.

No pasa nada si:
- Estás algo nerviosa por el hecho de regresar al trabajo. Puede que incluso aún sientas alguna vez la depresión posparto.

No te preocupes ahora, pero…
- Es posible que la ropa todavía te venga algo ajustada.
- Cuando acudas a la revisión de las seis semanas después del parto volverán a pesarte.
- Te encuentras con una amiga a la que no ves con frecuencia y te pregunta que para cuándo esperas al bebé.

Recuerda:

- Acuérdate de que tardaste los nueve meses del embarazo en ganar todo el peso que ganaste y que tardarás cierto tiempo en recuperar la figura que tenías antes de quedarte embarazada.

Pide colaboración:

- Regresar al trabajo requiere una planificación. Empieza a poner en marcha tu programa de «vuelta al trabajo».
- Es necesario que establezcas ya un plan para vigilar, dar de comer o llevar al niño a la guardería. Los familiares y amigos pueden ser un ingrediente importante.

Párate y huele la felicidad:

- ¿Te has percatado de la sonrisa que se dibuja en la cara de tu compañero? ¿Y de lo orgulloso que está cuando coge al bebé y habla de él?

LUZ ROJA, LUZ VERDE

Luz roja. Todavía es roja para el sexo y el ejercicio intenso, pero te estás acercando a la Luz verde.

Luz verde. Haz un poco más de ejercicio, como por ejemplo nadar y caminar, si es que ya no sangras y todo va bien.

SEXTA SEMANA EN CASA

Qué duele:

- El examen pélvico al que debes someterte a las seis semanas del parto no suele ser tan malo como crees. A estas alturas tu episiotomía probablemente estará cicatrizada, por lo que no te molestará demasiado.

Qué va bien:

- En el espacio de seis semanas tu útero ha pasado de ser del tamaño de una sandía al tamaño de tu puño; ahora sólo pesa unos 60 g.

- La visita con tu médico será una de las más agradables. Piensa en todas las mujeres que hay en la sala de espera; algunas de ellas acaban de empezar.

Qué no va bien:
- Olvidarte de acudir o no hacerte la revisión de las seis semanas después del parto. Piensa en comentarle al médico varios temas importantes, como por ejemplo el de la contracepción, tu nivel actual de actividad, tus limitaciones y tus futuros embarazos. (No te olvides de decirle que sufres depresión posparto si es que todavía tienes problemas en este sentido.)
- El pequeño cartel puesto en la ventana de la consulta que dice: «El doctor está en un parto». Ahora sabes mucho mejor lo que sucede en un parto y recuerdas lo mucho que querías que tu médico estuviera contigo en ese momento.

Qué anuncia problemas:
- Sentirte melancólica o deprimida cada día.
- Presentar sangrado vaginal o un flujo de olor desagradable.
- Tener las piernas doloridas o hinchadas.
- Tener los pechos enrojecidos o sensibles.

No pasa nada si:
- Estás contenta de no estar embarazada.
- Te gustaría estar todavía embarazada.

No te preocupes ahora, pero...
- Cuando te pesan en la consulta, pesas lo mismo o más de lo que pesaste en tu primera visita de obstetricia.

Recuerda:
- Preguntar; hacer una lista. Entre las buenas preguntas están: ¿qué métodos anticonceptivos puedo usar? ¿Tengo alguna limitación en cuanto al sexo o al ejercicio? ¿Hay algo que debería saber con respecto a mi embarazo y parto si decidiera volver a quedarme embarazada?

- Si te llevas al bebé contigo, coge bastantes pañales. Es posible que tengas que esperar.
- Si vas a volver a trabajar pronto, repasa los preparativos que debes hacer para que el niño esté atendido.

Pide colaboración:
- Todavía hay momentos en los que necesitas ayuda. Sigue implicando a tu pareja tanto como sea posible.
- El personal de la consulta de tu médico probablemente ha sido muy servicial contigo. Agradéceles su ayuda y pregúntales si puedes llamarles para que te aclaren futuras dudas.

Párate y huele la felicidad:
- ¡Lo habéis hecho! Date a ti misma y a tu compañero una palmadita en la espalda.
- Sigue escribiendo en tu diario los pensamientos y sentimientos que tengas. Anima a tu compañero a hacer lo mismo.

LUZ ROJA, LUZ VERDE

Luz roja. Si hablas con otras mujeres en la sala de espera de la consulta de tu médico, no les asustes contándoles las partes más duras del embarazo y del parto según tu propia experiencia.

Luz verde. Ejercicio y sexo, o sexo y ejercicio (¡o sexo como ejercicio!).

TRES MESES

Qué duele:
- Es posible que tengas dolores musculares como consecuencia del ejercicio; hace poco más de un mes obtuviste el visto bueno para hacer todo el ejercicio que quisieras.

Qué va bien:
- A estas alturas es posible que ya hayas tenido tu primer período si alimentas a tu bebé con biberón.

Qué no va bien:
- Tu primer período podría ser más intenso, más largo y diferente de los que tenías antes del embarazo.

Qué anuncia problemas:
- No haber tomado ninguna medida contraceptiva, a menos que quieras celebrar dos cumpleaños el mismo año.

No pasa nada si:
- Dejas que el niño llore cuando está un poco caprichoso y necesita tranquilizarse.

No te preocupes ahora, pero...
- Los gramos y los centímetros no desaparecen con tanta rapidez como tú quisieras.

Recuerda:
- Anota los logros del niño a medida que vayan sucediendo; escríbelos en el libro del niño o lleva un diario.

Pide colaboración:
- Busca cosas que tu pareja pueda hacer para participar en el cuidado del bebé. Deja que te ayude cuando pueda.
- Si ya no das de mamar al niño, deja que su papá le dé un biberón.

Párate y huele la felicidad:
- Hace un año aproximadamente te enteraste de que estabas embarazada. ¡Mira lo bien que te ha ido!

LUZ ROJA, LUZ VERDE

Luz roja. Ten cuidado si no usas ningún método anticonceptivo o prepárate para volver a quedarte pronto embarazada.

Luz verde. Aumenta tu programa de ejercicios.

SEIS MESES

Qué duele:
- Avanzar en la escala. Pero mantente ahí y ¡sigue esforzándote por alimentarte bien y hacer ejercicio!

Qué va bien:
- Tu primer período, si das de mamar al niño.
- Tus familiares y amigos están ansiosos por ayudarte.

Qué no va bien:
- Tu primer período, si das de mamar al niño. Éste podría ser más intenso, más largo y distinto de los que tenías antes del embarazo.
- No intentes hacerlo todo tú sola. Deja que tu pareja y otras personas te ayuden.

Qué anuncia problemas:
- Todavía das de comer al niño cada dos o tres horas. A estas alturas debería estar establecido un horario de comidas.

No pasa nada si:
- Te tomas tiempo para ti. Destina tiempo para realizar ciertas actividades regulares, como hacer ejercicio, participar en grupos de juego de bebés o reunirte con otras mamás.

No te preocupes ahora, pero...
- Empieza a quedarte bien la ropa que llevabas antes de quedarte embarazada.

Recuerda:
- Compartir con tu pareja los momentos especiales del bebé.
- Grabar los ruidos del bebé o grabarlo en imágenes. Una grabadora o una cámara de vídeo son lo más adecuado.

Pide colaboración:
- Busca a una amiga que tenga un bebé y comparte con ella algunas de las obligaciones relacionadas con el cuidado de los

niños. Es una buena forma de que ambas tengáis más tiempo para vosotras.

Párate y huele la felicidad:
- Las cosas empiezan a tener su sitio y a salir bien.

LUZ ROJA, LUZ VERDE

Luz roja. Procura no esperar demasiado de tu bebé, como por ejemplo que empiece a caminar o a hablar ya. Disfruta de tu hijo tal como es ahora. Los logros pronto llegarán.

Luz verde. Busca libros de dibujos y juguetes que podáis disfrutar juntos el bebé y tú.

UN AÑO

Qué duele:
- Dar de mamar al niño, ¡si es que ya tiene dientes!

Qué va bien:
- ¡Todo está en marcha! Ha costado tiempo, energía y un duro trabajo, pero tu vida empieza a ser más tranquila.
- El bebé se ha amoldado a los horarios y casi siempre duerme toda la noche de un tirón.

Qué no va bien:
- ¡El horario del bebé no siempre es perfecto!

Qué anuncia problemas:
- Preocuparte por el cuidado del bebé pero descuidar tu propio cuidado.
- Olvidarte de tu revisión después del primer año y de la prueba de Pap (prueba o frotis de Papanicolau).

No pasa nada si:
- Estás pensando en volver a quedarte embarazada.

No te preocupes ahora, pero...

- Tu cuerpo está recuperando la forma que tenía antes del embarazo. Tu vientre está plano, has perdido casi todo el peso que ganaste con el embarazo y te sientes estupendamente.

Recuerda:

- Seguir cuidándote. Come bien, descansa lo suficiente y sigue haciendo ejercicio.
- Escribir lo que sientes en este momento de tu vida. Anima a tu pareja a hacer lo mismo.

Pide colaboración:

- Compartir el cuidado del niño es una buena forma de que éste pueda jugar en grupo. Es bueno para el bebé interactuar con otros niños.

Párate y huele la felicidad:

- El primer cumpleaños de tu hijo está a la vuelta de la esquina. ¡Celébralo!
- Disfruta de las primeras palabras del niño, de sus primeros pasos y de cada una de las «primeras» cosas que vaya haciendo.
- Sigue haciendo fotos al bebé.

LUZ ROJA, LUZ VERDE

Luz roja. No te compares con ninguna otra mujer que tenga un hijo de la misma edad que el tuyo. ¡Sois todas distintas, y distintos son vuestros bebés! Cada niño realiza sus logros a la edad adecuada para él.

Luz verde. Si estás pensando en tener otro hijo, piensa en todas las cosas que quieres hacer antes de volver a quedarte embarazada, como controlar tu peso, hablar con tu médico sobre el uso de medicamentos y solucionar otras cuestiones relacionadas con tu salud.

Capítulo 1

¡El embarazo ha llegado a su fin!

El final del parto y el nacimiento de tu hijo es un comienzo maravilloso. Tu precioso bebé ya está aquí, y tú y tu pareja estáis contentos y felices de ser ahora una familia. Estáis atareados disfrutando de vuestro nuevo hijo y de la atención de vuestros familiares y amigos. Y probablemente estéis ansiosos por empezar a ejercer el papel de padres.

Las seis primeras semanas después del nacimiento del bebé, llamadas *período de posparto*, comportan una fuerte adaptación. Puedes tener muchas dudas con relación a este período, como por ejemplo las que figuran en la siguiente lista:

- ¿Cuánto tardaré en volver a sentirme normal?
- ¿Cuántas formas distintas hay de dar de comer al niño?
- ¿Qué puedo hacer para que mi cuerpo recupere su figura?
- ¿Cómo puedo cuidar a mi bebé y no descuidar a mi pareja?
- ¿Debería volver a trabajar?
- ¿Cómo puedo encontrar a una canguro?

Este libro pretende contestar a todas estas dudas e inquietudes, además de a muchas otras. Puedes elegir entre leer toda la información contenida en el libro o sólo aquellos apartados o capítulos que más te interesen en el momento actual.

INFORMACIÓN BREVE

Muchas mujeres se sorprenden de ver lo cansadas que se sienten físicamente después del parto. Suelen comentar que tienen todos los músculos doloridos. Si te sientes así es como consecuencia del trabajo físico tan duro que has llevado a cabo durante el alumbramiento.

CAMBIOS EN TU CUERPO

Tu cuerpo sufre importantes cambios a medida que empieza a recuperarse del embarazo y del parto. Sufrirás reajustes físicos y emocionales, pero esto no significa que estés enferma. Cuídate bien para recuperar la forma, tanto física como mental, y poder así afrontar los retos que se te presentan. Deja que los otros te ayuden.

Tu estancia en el hospital después del parto puede ser muy útil; así pues, saca provecho de ella. Puedes aprender diferentes modos de afrontar las innumerables cosas que te están ocurriendo. La mayoría de los hospitales tienen canales educativos o cintas de vídeo sobre distintos temas, como por ejemplo cómo amamantar y cuidar al bebé, que puedes ver mientras estás ingresada. Aprende todo lo que puedas sobre lo que es normal después de un parto. Pregunta y sigue los consejos de tus médicos y enfermeras.

INFORMACIÓN BREVE

Durante el embarazo, tu cuerpo ha almacenado hasta 4,5 kg de grasa con el fin de proporcionarte energía durante los primeros meses después del nacimiento del bebé.

JUSTO DESPUÉS DEL PARTO

Justo después del parto, tu útero empieza a encogerse rápidamente, lo cual ayuda a controlar el sangrado. Además, el útero está volviendo a su estado normal previo al embarazo. A medida que los niveles hormonales van recuperando la normalidad, puedes sentirte especialmente emotiva.

Las primeras veces que te levantes de la cama puedes encontrarte ligeramente mareada. Posiblemente notes el cuerpo entumecido y dolorido a consecuencia del parto. También te puede doler la espalda y puedes tener retención de líquidos. Asimismo, es posible que transpires más. Si te han hecho una *episiotomía*, un corte controlado practicado por el médico durante el parto, la zona está dolorida o sensible. Si has tenido un parto por cesárea, tendrás dolor en el vientre y no podrás levantarte tan pronto.

¡La buena noticia es que todos estos síntomas son temporales! Muy pronto tendrás más energía y te sentirás mejor, y todos estos cambios serán sólo un recuerdo.

INFORMACIÓN BREVE

Las estrías no sólo aparecen en el abdomen, también las encontrarás en los pechos, piernas, glúteos y brazos.

CAMBIOS QUE VAS A EXPERIMENTAR

Después del nacimiento del bebé sufrirás una pérdida de sangre llamada *loquios*. Esta hemorragia se da tanto en el parto vaginal como en el parto por cesárea, aunque en este último puede ser de menor intensidad.

Puedes sentir cierto dolor en el periné —el área situada entre la vagina y el recto— provocado por el estiramiento, el rasgado o la incisión practicada en la zona para permitir la salida del niño. La episiotomía puede causarte un dolor bastante molesto, pero cicatriza con rapidez.

Puedes tener contracciones uterinas hasta varios días después del parto. Éstas indican que el útero se está encogiendo para recuperar el tamaño que tenía antes del embarazo (o lo más cerca que pueda llegar de éste). Puedes sentir este mismo malestar cuando des de mamar al niño, puesto que el acto de amamantar hace que el útero se contraiga.

Tus pechos están doloridos o sensibles, tanto si das el pecho como si alimentas al niño con biberón. No puedes detener el proceso natural de que tus pechos produzcan leche, aunque no tengas previsto dar de mamar al niño.

Quizá te sorprenda ver lo hambrienta que estás después del parto. ¡Date una recompensa! Pide algo que haga que te sientas especial. Di a tu pareja que te traiga algo de comer especial al hospital o encarga comida para los dos. Un consejo: si das el pecho, evita el chocolate. Podría pasar a la leche y afectar al estómago del bebé.

> **ADVERTENCIA**
>
> La hemorragia debería disminuir notablemente. Si sufres un incremento, como por ejemplo pasar de una o dos compresas al día a una o dos compresas cada hora, llama inmediatamente al médico.

El ejercicio puede hacer que te sientas mejor con mayor rapidez. Empieza haciendo ejercicios muy suaves, como estiramientos musculares, mientras todavía estés en el hospital. Andar es un buen ejercicio. Si has tenido un parto con cesárea, probablemente ya te habrán advertido de que realices tus actividades con cuidado; evita aquellos movimientos que pongan en tensión los músculos abdominales.

> **ADVERTENCIA**
>
> Llama al médico si los pechos se te ponen duros, si tienen rayas rojas o si te sube mucho la fiebre. Son signos claros de una infección de mamas.

OTRAS ALTERACIONES QUE PUEDES EXPERIMENTAR

El estreñimiento, los movimientos intestinales molestos y las hemorroides pueden ser otras consecuencias del embarazo. El parto puede hacer más lento el tránsito de los alimentos a través de los intestinos, lo cual provoca que te sientas hinchada o estreñida. El hecho de tomar medicamentos para el dolor, incorporar cambios en la dieta y pasar más tiempo en la cama puede provocar cambios en tu función intestinal. Para suavizar el problema, bebe muchos líquidos, come salvado y ciruelas y toma alimentos que contribuyan a ablandar las heces.

INFORMACIÓN BREVE

Los cambios hormonales que tienen lugar durante el embarazo pueden estimular el crecimiento del pelo; éste puede parecer más grueso y sano. Después del parto, puedes notar un aumento de la caída del cabello. ¡Tranquila, que no vas a quedarte calva! El crecimiento del pelo volverá a su patrón normal pocos meses después del parto.

Quizá sufras incontinencia (disminución en la capacidad para controlar el flujo de orina) durante un corto período de tiempo. A medida que los músculos de la vejiga se contraigan y vayan cogiendo fuerza, la incontinencia pasará.

Después del nacimiento de tu hijo, de vez en cuando te sentirás emotiva. Los cambios en el estado de ánimo suelen ser ligeros, aunque algunas mujeres experimentan sentimientos de tristeza más intensos. También son comunes otras emociones. Entre los sentimientos que puedes experimentar están el júbilo, sentimientos de incapacidad y una sensación de desbordamiento ante las nuevas responsabilidades. Para más información acerca de estos cambios emocionales, véase el capítulo 3, pág. 74.

INFORMACIÓN BREVE

Sentirás un amplio abanico de emociones después del nacimiento del bebé. Incluso te sentirás «fuera del candelero» por no ser ya el centro de atención. Todos estos sentimientos son normales.

ÚNETE AL BEBÉ

¿Has oído alguna vez lo importante que es «unirte al bebé»? ¿Qué es unirse al bebé? ¿Es realmente importante en tu vida con el niño? ¿Cuándo sucede? ¿Cómo sucede?

Esta unión es un proceso que no suele darse de forma instantánea. Es el proceso de adquirir un vínculo emocional con tu hijo, y se vuelve profundo con el tiempo.

Esta unión ocurre entre cada padre y su hijo. En un principio se creyó que tal unión era una respuesta puramente emocional; hoy en día los investigadores creen que hay un componente físico en ella. Puedes unirte por primera vez con tu bebé en la sala de partos, en la habitación del hospital o incluso en casa. No temas que la unión vaya a ser más débil si no podéis «estar juntos en la sala de partos».

La hora siguiente al parto es el momento principal de unión para la mamá, el papá y el bebé. La madre y el niño están preparados para conectar en este momento. Se necesitan el uno al otro. La madre necesita ver, tocar, oler y coger a la persona que ha llevado dentro de sí durante nueve meses. El bebé necesita la suavidad del tacto de su madre después de atravesar el costoso proceso del nacimiento.

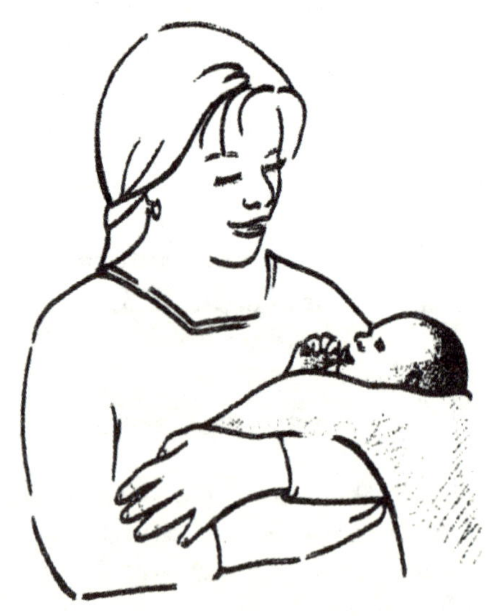

> ## INFORMACIÓN BREVE
>
> Se dice que hay un componente físico en esta unión. Algunos investigadores creen que la unión estimula la producción en la madre de las hormonas prolactina y oxitocina, las cuales hacen que se sienta más maternal con su bebé.

La unión a menudo empieza en la sala de partos. Pregunta si pueden posponer para un poco más tarde, sin que esto suponga peligro alguno, los procedimientos que se realizan habitualmente, para que podáis compartir juntos este momento. Si no puedes coger al bebé, pide a tu pareja o a una enfermera que te acerque el bebé a la cara para que lo puedas acariciar con tu mejilla. La unión puede seguir en la habitación del hospital, si es que te llevan el bebé a tu habitación. Puedes responderle tan pronto como empiece a llorar o a hacer ruidos.

Dar de mamar al niño es una de las mejores formas de unirte con él, sobre todo si lo haces a petición suya. Puedes responder al bebé siempre que te necesite. Si no le das el pecho, puedes unirte con él cuando le des el biberón. Responde al bebé cuando llore. Míralo, háblale y abrázalo. Crea todo el contacto de piel-contra-piel que puedas. A medida que el bebé empiece a madurar, este proceso se irá reforzando. Relájate y deja que ocurra.

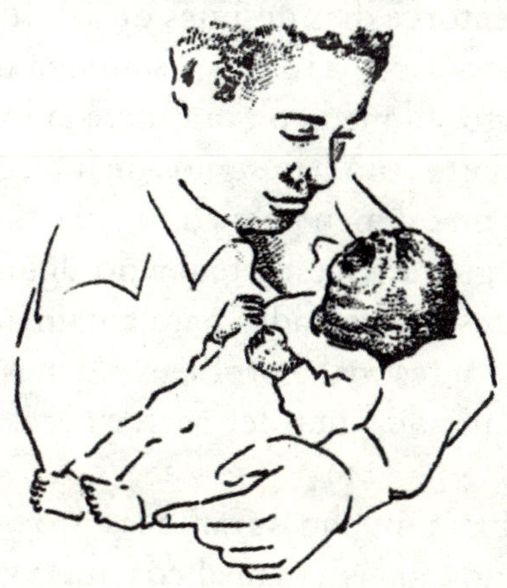

Los padres también pueden unirse al bebé. Anima al padre a coger al niño, tal y como lo haces tú, y a que le mire a los ojos y toque su piel. Y al igual que tú, también puede responder a su llanto. Deja que le dé de comer cuando tus senos empiecen a producir leche.

La clave de la unión es centrarse en el bebé y en las experiencias que compartís. Inclúyelo en tus actividades diarias. Por ejemplo, cuando planches o friegues los platos, ponlo en su carrito o cunita y déjalo a tu lado. Háblale o cántale canciones simples. Coger, abrazar y acunar son unas formas de unión magníficas. El bebé conectará contigo porque sentirá el amor y la seguridad que le ofreces.

ADVERTENCIA

Pide cita para la revisión que debes hacerte a las seis semanas del parto tan pronto como regreses a casa del hospital. ¡Acude a la cita! Es una visita muy importante con tu médico porque podrás hablarle de las actividades que reanudas, del control de la natalidad y de futuros embarazos.

VISITAS AL MÉDICO

La mayoría de los médicos quieren que vayas a hacerte una revisión a los diez o catorce días después de salir del hospital si has tenido un parto por cesárea o te han hecho una ligadura de trompas después del parto. El médico examinará la incisión para ver si cicatriza correctamente y no hay signos de infección. En esta visita *no* se suele hacer un examen pélvico.

El médico te preguntará si estás teniendo algún problema, como hemorragias, dolores, dificultades para amamantar al niño, problemas en el tránsito intestinal o problemas con la función de la vejiga. Si tuviste anemia después del parto, necesitarás hacerte un análisis de sangre.

Tu cuerpo cambiará mucho durante las próximas cuatro o seis semanas. Para cuando acudas a tu médico para la visita de las seis semanas después del parto, tu útero será aproximadamente del tamaño de un pomelo. ¡Esto es increíble, considerando que hace tan sólo unas pocas semanas era del tamaño de una sandía!

El médico controlará tu peso y tu presión arterial. Te hará un examen pélvico para explorarte la vagina, el útero y el cérvix y ver cómo va progresando la cicatrización. También te explorará las mamas.

Si has tenido un parto vaginal, el médico examinará cualquier desgarro o incisión que hayas sufrido. Si te han hecho una cesárea, revisará la cicatriz. Si durante el embarazo te salieron hemorroides o venas varicosas, el médico también las examinará.

Si tienes alguna duda sobre tu recuperación, no te olvides de comentársela al médico. Es un buen momento para hablar de las opciones contraceptivas si no quieres volver a quedarte embarazada inmediatamente.

Capítulo 2

Después del nacimiento del niño

El hospital permite que te quedes para relajarte y organizarte antes de que te vayas a casa con el bebé. Saca provecho de todos los recursos de que disponga. Entérate bien de lo que puedes esperar después del parto. Escucha y sigue los consejos de tu médico y enfermeras del hospital. Cuídate bien para recuperarte pronto.

Tanto si has tenido un parto vaginal como por cesárea, en las horas siguientes al parto el médico te examina minuciosamente y te ofrece medicación para mitigar el dolor. Cuando estés recuperándote en la habitación, se te hará un análisis de orina para comprobar que tus riñones y vejiga funcionan bien. Las enfermeras te revisarán la incisión, si has sufrido una episiotomía o una cesárea, para asegurarse de que cicatriza correctamente. También se te controlará a lo largo de tu recuperación la presión arterial y la cantidad de sangrado, además de otros aspectos.

Las enfermeras están para ayudarte si tienes dudas sobre cómo cuidarte o cuidar a tu bebé. Suelen tener muchos conocimientos sobre cómo dar el pecho y les gustará enseñarte cómo debes empezar.

También te pueden enseñar a cuidar al bebé, cómo bañarlo y cambiarle los pañales. Te darán consejos sobre cómo tratar tu episiotomía y cuidar tus mamas. También te dejan descansar, ¡algo que probablemente necesites con urgencia!

Si sientes hambre, come bien. Tu cuerpo necesita una dieta nutritiva y equilibrada para mantenerse sano y tener un nivel de energía alto. Bebe muchos líquidos.

Probablemente sientas dolor en dos regiones: el abdomen y la episiotomía (si te la han hecho). La medicación para el dolor servirá para ambas; si tu doctor no te la ofrece, pídesela, aunque des el pecho.

A la mayoría de mujeres se les da el alta después de uno o dos días del nacimiento del niño si el parto ha sido normal y el bebé evoluciona correctamente.

INFORMACIÓN BREVE

Algunos investigadores creen que llorar ayuda a que el cuerpo afronte el estrés. Si tienes ganas de llorar, ¡hazlo!

CAMBIOS DESPUÉS DEL EMBARAZO

Tu piel ha sufrido diversos cambios durante el embarazo. Puede haberte salido acné, a pesar de que nunca lo hubieras tenido antes. Es una reacción del cuerpo a las alteraciones hormonales; el acné ya debería empezar a desaparecer. O puede aparecer después del nacimiento del niño. Si te ocurre esto, puedes utilizar una medicación de uso tópico destinada a combatir este problema. Si no das el pecho, tu médico puede prescribirte una medicación específica para el acné.

A veces durante el embarazo las pecas y los lunares se oscurecen y se hacen más grandes. Puedes notar que tienes una pigmentación más oscura, llamada *cloasma* o *máscara del embarazo*, alrededor de la nariz, los pómulos, la frente, el labio superior y los ojos. Suele desaparecer antes de los seis meses después del parto. También pueden haber aparecido en tu piel unas pequeñas excrecencias durante el embarazo o después del parto. Un médico puede quitártelas fácilmente.

Las *estrías* son como unas cicatrices originadas allí donde la piel se ha estirado con el embarazo. Algunas mujeres sólo tienen unas pocas estrías por este motivo, mientras que otras presentan profundas estrías causadas por el aumento de peso y por las hormonas que permiten que las fibras elásticas de la piel se relajen y estiren. Probablemente en este momento son de color rojo púrpura, pero gradualmente, en el transcurso de un año más o menos, se tornarán líneas de un tono blanco plateado.

INFORMACIÓN BREVE

Quizá te decepciones si esperabas perder entre 14 y 18 kg inmediatamente después del nacimiento del bebé. Transcurrirá cierto tiempo antes de que las cosas vuelvan a la normalidad, así pues, sé paciente.

La aréola, el área alrededor del pezón, puede oscurecerse y hacerse algo más grande. Esto puede ser señal de que estás amamantando al bebé. Esta coloración suele aclararse pocos meses después del parto, aunque las aréolas también pueden quedar más oscuras que antes del embarazo.

La *linea nigra* —la línea de pigmentación oscura que va desde el ombligo hasta la sínfisis púbica— oscurecida, se destiñe al cabo de unos pocos meses. Pero puede que nunca desaparezca del todo.

Es posible que durante el embarazo tu sentido del olfato se haya agudizado. Este aumento de la sensibilidad suele disminuir entre las seis y las ocho semanas después del nacimiento.

Si durante el embarazo las encías te han sangrado con facilidad, ahora deberían ir mejorando. Procura limpiarte y cepillarte los dientes regularmente. Deberías concertar una visita para que te hagan una limpieza dental y una revisión.

La hinchazón de las piernas, manos o pies disminuye o desaparece en un par de semanas. Las venas varicosas suelen desaparecer, pero las venas en tela de araña pueden quedar para siempre.

Si las uñas de las manos y de los pies te han crecido con mayor rapidez durante el embarazo, su crecimiento probablemente volverá a la normalidad en el transcurso de dos semanas. E incluso pueden volverse frágiles después del parto.

INFORMACIÓN BREVE

Después del parto, previo embarazo normal, tu cuerpo retiene unos 3 l de agua. Puedes tardar varias semanas en deshacerte de este líquido extra.

LIGADURA DE TROMPAS

Algunas mujeres quieren que se les practique una esterilización quirúrgica llamada *ligadura de trompas* mientras están en el hospital después del nacimiento de su hijo. Esta operación evita futuros embarazos, puesto que impide que el esperma y el óvulo se unan. Si no has pensado antes en ello, éste *no* es el momento de tomar una decisión sobre la ligadura de trompas.

ADVERTENCIA

Si estás pensando en hacerte una ligadura de trompas después de que tu hijo nazca, habla con tu médico de ello antes de quedarte embarazada o al principio del embarazo. Ten en cuenta que el procedimiento es irreversible.

Si antes de que el niño nazca ya tienes decidido que quieres hacerte una ligadura de trompas, hacerlo después del parto, cuando todavía estás en el hospital, tiene cierta lógica. Si para dar a luz te han administrado una inyección epidural, ya estás anestesiada para la ligadura de trompas. En cambio, si no te han puesto una epidural, por lo general dicho procedimiento requerirá que te pongan una anestesia general.

Hacerte una ligadura de trompas inmediatamente después de dar a luz tiene algunos inconvenientes. Debes considerar la operación permanente e irreversible. Si te van a practicar la ligadura transcurridas algunas horas o un día después del parto, entonces replantéatelo; podrías lamentarlo.

INFORMACIÓN BREVE

El porcentaje de fracasos en la ligadura de trompas es de entre 1 y 2 por cada 1.000 operaciones. Este porcentaje es ligeramente superior en los casos de ligaduras de trompas practicadas inmediatamente después del parto.

RECUPERACIÓN DESPUÉS DE UN PARTO VAGINAL

Con frecuencia el médico oye a los nuevos padres comentar con alivio «¡Se acabó!» una vez que el bebé ha nacido. Ciertamente, los largos meses del embarazo y el parto ya se han terminado, sin embargo, otra parte de la vida sumamente apasionante y quizá más exigente acaba de empezar.

EN EL HOSPITAL

Una de las primeras cosas que notarás después de dar a luz es que estás muy cansada. Algunas mujeres han comparado su sensación de agotamiento con el modo en que se siente una persona después de correr una maratón.

Una vez superada la agitación del nacimiento, no es raro que la mujer se sienta rendida. Descansa y recupérate durante tu estancia en el hospital. Aprovéchate de sus servicios. Probablemente en tu casa no tendrás estos lujos, sobre todo si tienes niños pequeños.

Durante la primera hora después del parto, las enfermeras te examinarán con frecuencia para comprobar que no tienes hemorragias, dolor, fiebre, problemas de tensión arterial u otros signos de alarma mientras tú y tu pareja entráis en contacto con el recién nacido. Éste también será examinado.

Durante este rato, probablemente sólo se te permitirá tomar pedacitos de hielo y sorbos de agua, por muchas ganas que tengas de comer y beber algo. Esta restricción de comida y bebida se lleva a cabo por tu seguridad; si surgen problemas, como sangrar abundantemente (hemorragia posparto), a veces es necesario practicar una operación menor, como por ejemplo una dilatación y raspado (dilatación del cuello uterino y raspado del útero). Para tu seguridad, es mejor que tengas el estómago vacío si se hace necesario llevar a cabo este procedimiento.

CÓMO TRATAR LAS CONTRACCIONES, EL DOLOR Y EL SANGRADO

Quizá creías que después de dar a luz las contracciones iban a desaparecer. En realidad, el útero sigue contrayéndose. Estas contracciones son importantes, porque hacen que el útero se vaya encogiendo hasta su tamaño normal y también porque evitan sangrar en exceso. Amamantar al bebé hace que las contracciones sean más fuertes y ayuda a controlar la hemorragia.

Otra fuente de malestar después de dar a luz es la vagina y la zona que se halla entre el orificio de la vagina y el recto. Ésta es la zona donde te han practicado una episiotomía o que se ha rasgado al pasar la cabeza o los hombros del bebé. Se te ofrecerá medicación y bolsas de hielo para aliviar el dolor y la inflamación. Una enfermera te enseñará cómo te debes cuidar la región mientras estés en el hospital y cuando te vayas a casa.

Puedes tomar medicamentos contra el dolor y las contracciones. No se administran rutinariamente; se encargan para ti y todo lo que tienes que hacer es pedirlos. Inicialmente te administrarán los analgésicos en forma de inyección hasta que te permitan beber y comer. Después, lo habitual es que te ofrezcan píldoras, como por ejemplo ibuprofeno o acetaminofeno, así como otros analgésicos más fuertes, como el Tylenol#3.

Es normal sangrar durante algunos días hasta dos semanas después del parto. Las enfermeras y el médico observarán tus hemorragias para comprobar que no son excesivas. Después del parto, las hemorragias deberían ir reduciéndose gradualmente, aunque para cuando regreses a casa todavía seguirás sangrando. Muchas veces, en el momento del parto se le administra a la mujer mediante inyección o vía intravenosa medicación para ayudar a que el útero se contraiga con el fin de evitar un sangrado excesivo.

Si hay posibilidad de infección, se te administrarán antibióticos. Si el sangrado es excesivo te harán tomar vitaminas y hierro. Si eres Rh-negativo, te darán RhoGAM™.

El médico te prescribirá laxantes y productos para ablandar las heces y así ayudar a evitar el estreñimiento. Con la administración de un enema al principio del parto se puede mejorar el posterior problema del movimiento intestinal doloroso.

Orinar puede resultar molesto o doloroso. Esta molestia no suele durar mucho y no significa necesariamente que tengas una infección del tracto urinario (ITU). Sencillamente tómatelo con calma y no vayas al lavabo con prisas.

RECIBIR VISITAS

Tus familiares y amigos probablemente querrán ir a verte al hospital. Este momento es sumamente gratificante para todos y puede ser muy valioso tanto para ellos como para ti. Pero no tengas miedo de restringir el tiempo de dedicación a las visitas, tanto en persona como por teléfono. Pon un tope a las llamadas telefónicas o cuelga de la puerta el cartel de «No molestar» cuando quieras descansar. Pide a las visitas que antes de entrar en tu habitación se lo consulten a las enfermeras. La gente suele ser comprensiva en este sentido, particularmente si ha tenido algún hijo.

VOLVER A CASA

Antes de abandonar el hospital, el doctor y el pediatra te hablarán sobre las visitas que debes concertar con ellos para ti y tu bebé. Estas visitas son muy importantes, por lo que no debes olvidarte de acudir a ellas.

Cuando salgas del hospital, no habrás dejado aún de sangrar; pese a ello, el flujo de sangre habrá disminuido. A veces, al volver a casa y moverte más, en un primer momento el sangrado se vuelve más abundante, pero esto no debe durar más que algunas horas antes de reducirse nuevamente.

Es normal sentir dolor o tener calambres en la zona de la episiotomía. Las molestias deben ir disminuyendo día a día. Los médicos suelen prescribir medicamentos para aliviar el dolor. Puedes tomarlos aunque, por lo general, se hacen menos necesarios una vez que la mujer regresa a su casa.

Quizá quieras seguir tomando las vitaminas o el hierro que has estado ingiriendo durante el embarazo. Muchos médicos son partidarios de que la mujer tome productos para ablandar las heces o laxantes, tal y como ya se ha dicho anteriormente.

REANUDAR ALGUNAS ACTIVIDADES

Si te han puesto una inyección epidural como anestesia, deberán transcurrir algunas horas antes de que ésta desaparezca y puedas levantarte de la cama. En el transcurso de unas pocas horas ya podrás salir de la cama y caminar un poco o ir al lavabo. No quieras hacer mucho. Muchos médicos no quieren que hagas más que sentarte en la cama (a menudo describimos esto de la siguiente manera: «estar sentada en la cama viendo la tele, comiendo bombones y tomando pastillas para el dolor»). Sal de la cama y camina un poco pero sin pasarte, de momento.

Cuando vuelvas a casa, aumenta tu actividad de forma gradual. Puedes caminar, comer de un modo más normal e ir volviéndote más activa cada día. Quizá sientas que necesitas descansar con frecuencia: es normal. Presta atención a tu cuerpo. La mayoría de los médicos recomiendan esperar hasta la revisión de las seis semanas después del parto para iniciar un tipo concreto de actividad o de ejercicio enérgico o para volver a ser sexualmente activa.

Muchas mujeres preguntan si pueden conducir o subir y bajar escaleras. Si todavía estás tomando analgésicos o tienes algún problema, como vértigos, no conduzcas. Puedes subir y bajar escaleras, pero piensa con antelación para que no te pases todo el día corriendo arriba y abajo. Aposéntate donde estés cómoda, donde puedas tener al bebé cerca y donde tengas comida y bebida a mano.

TOMAR PRECAUCIONES

Antes de volver a casa, el médico y las enfermeras te recordarán todas las precauciones que debes tener en cuenta. Entre éstas se incluyen instrucciones sobre cómo es una hemorragia normal y cómo tratar el dolor. Si surgen problemas, al médico le ayudará tener información concreta sobre la hemorragia, como por ejemplo el número de compresas que usas, si tiene coágulos y lo que has hecho o tomado para tratar el problema. Véase la lista de las págs. 59-60.

RECUPERAR LA FORMA

La recuperación total es distinta para cada mujer; de todos modos hay algunas directrices básicas. Si has tenido complicaciones o problemas, para ti será distinta. De la segunda a la sexta semana, deberías ir sintiéndote un poco mejor cada día. Probablemente dejarás de tomar analgésicos y tu sangrado se reducirá mucho o cesará. Ahora tienes un trabajo a jornada completa consistente en cuidar de tu recién nacido, aunque deberías ser capaz de encontrar algo de tiempo para ti y también para tu pareja.

Cuando el embarazo y el parto han seguido un transcurso normal, la revisión de las seis semanas después del parto suele representar un punto de inflexión. Habla con tu médico de la contracepción. Probablemente te dará autorización para reanudar actividades rutinarias, como por ejemplo practicar ejercicio, mantener relaciones sexuales o volver al trabajo.

Si vas a volver a trabajar, semanas antes de empezar haz los planes sobre quién va a cuidar al niño, cómo lo vas a alimentar y también sobre tu propia recuperación. También debes decidir si vas a trabajar la jornada entera o sólo media jornada. Véase el capítulo 9 para más información sobre el regreso al trabajo.

> **INFORMACIÓN BREVE**
>
> Si no puedes descansar durante el día cuando el niño duerme, vete pronto a la cama por la noche para que puedas descansar algo.

CUIDAR AL BEBÉ

Durante las veinticuatro horas siguientes al parto, probablemente el bebé y tú todavía estaréis en el hospital. El pediatra del niño irá al hospital para hacerle un reconocimiento y luego te verá para hablarte de la cita que deberás pedir en su consulta.

Mientras estás en el hospital, gran parte del tiempo lo pasas conociendo al bebé. Pensabas que era difícil dormir por la noche durante el embarazo porque estabas incómoda. ¡Pero al menos no tenías que levantarte para dar de comer a nadie ni cambiar pañales!

Una vez en casa, durante la primera semana después del parto, probablemente intentarás establecer alguna especie de horario para ti y el bebé. Que no te sorprenda ver que el bebé no es un participante colaborador; puede tardar semanas o meses en serlo. Durante este tiempo, procura echar cabezadas o descansar siempre que puedas. Cuando el bebé duerma, descansa. Intenta evitar la tentación de ponerte al día con las faenas de casa u otras tareas.

Los seis primeros meses después del nacimiento del bebé pueden resultar duros. Es un período exigente, pero también muy feliz y gratificante. Ver cómo el niño crece y empieza a reaccionar ante ti y tu pareja se convierte en un momento de tu vida maravilloso. Disfrútalo. Además es una época de muchos cambios. Si trabajas fuera de casa, debes volver al trabajo. Si haces ejercicio, deberías ver los resultados semana a semana.

Durante el primer año, pasarás mucho tiempo con el bebé y gastarás muchas energías cuidando de él, pero también debes ser capaz de encontrar tiempo para ti misma. Esto puede suponer algún esfuerzo; quizá te parezca una buena idea negociar con otra mamá el hacer de canguro de ambos bebés de forma regular para que puedas ir al gimnasio o participar en otras actividades que te gusten.

Para el final del primer año después del nacimiento del niño, habrás superado esta situación. Un signo indudable de este logro es que incluso puedes estar hablando de otro embarazo.

INFORMACIÓN BREVE

Un 80 % de las mujeres sufre depresión después de dar a luz; este sentimiento suele aparecer en algún momento durante el transcurso de las cuatro a las seis semanas siguientes al nacimiento.

RECUPERACIÓN DESPUÉS DE UN PARTO POR CESÁREA

Hay muchas similitudes entre la recuperación que sigue a un parto vaginal y la que sigue a un parto por cesárea. De todos modos, hay alguna diferencia distintiva que deberías tener en cuenta si has sufrido una cesárea.

EN EL HOSPITAL

Inmediatamente después de la intervención te llevan a una habitación de recuperación o área de recuperación durante una hora aproximadamente. Aquí te examinan para buscar signos que anuncien algún problema, como hemorragias o dolor. Te controlan con frecuencia la presión arterial, así como otros signos vitales, como por ejemplo el pulso y la temperatura. En estos mismos momentos, a tu bebé lo llevan a la enfermería para pesarlo y evaluarlo, pero a menudo vuelven a traértelo mientras todavía estás en la habitación de recuperación. Éste es un buen momento para empezar a darle el pecho. Cuando abandones la sala de recuperación, pasarás a una habitación en la que permanecerás hasta que salgas del hospital.

El tiempo de estancia en el hospital después de un parto por cesárea varía un poco en cada caso. La mayoría de las mujeres está entre dos y cuatro días más después de dar a luz. La estancia media es de tres días después de la intervención.

> **ADVERTENCIA**
>
> Si la incisión de la cesárea se pone roja, rezuma pus o un líquido amarillo o empieza a dolerte, llama a tu médico.

CÓMO TRATAR LAS CONTRACCIONES, EL DOLOR Y EL SANGRADO

Los calambres y las contracciones del útero son normales y deseables después de una cesárea. Las contracciones del útero ayudan a controlar y reducir la hemorragia que se deriva del parto. Con una cesárea se siente el dolor que provoca por sí misma la operación, pero no se sufre el dolor de la episiotomía.

Para controlar el dolor que provoca una cesárea hay distintos caminos. Si para realizar la operación te han puesto anestesia epidural o raquídea, te podrán inyectar el medicamento analgésico a través del catéter epidural o raquídeo; esto se llama *morfina epidural*. La medicación suele aliviar el dolor durante las primeras veinticuatro horas y te libera de dolorosas inyecciones o píldoras analgésicas en el primer día después de la operación.

Otras opciones para aliviar el dolor son las usadas tradicionalmente después de una operación quirúrgica, como las inyecciones de medicamentos analgésicos (Demerol* o morfina) por vía intravenosa o intramuscular durante las primeras veinticuatro horas después del parto hasta que puedas ingerir alimentos. Una vez puedas comer, te ofrecerán medicamentos orales contra el dolor, como por ejemplo narcóticos suaves (Tylenol#3) o medicamentos antiinflamatorios contra el dolor, como el ibuprofeno.

Es normal tener una hemorragia vaginal después de una cesárea; esta situación puede durar varios días o hasta algunas semanas. Debe disminuir día a día. Las enfermeras comprobarán que no sea excesiva y te dirán los síntomas ante los que debes estar atenta antes de que te vayas a casa.

---

* Comercializado en España con el nombre de Dolantina.

Si el trabajo de parto ha durado varias horas, estarás exhausta. Descansa un poco para poder estar preparada ante los desafíos que te aguardan en casa. No tengas miedo de aceptar la ayuda o las propuestas de las enfermeras u otras personas del hospital. Hay asuntos concretos en los que las enfermeras te podrán ayudar y sobre los cuales te podrán enseñar, como por ejemplo dar el pecho, cuidar al bebé y observar los signos que delatan problemas cuando vayas a casa.

RECIBIR VISITAS

Atender a los que vienen a verte al hospital (¡en realidad vienen para ver al bebé!) puede ser muy grato. A pesar de ello, reserva algún rato tranquilo para ti y el bebé; usa el tiempo para reponerte un poco antes de volver a casa.

CÓMO AFRONTAR LAS MOLESTIAS

En la mayoría de los partos por cesárea, se coloca un catéter en la vejiga a través de la uretra (el pequeño conducto que va de la vejiga al exterior) para mantenerla vacía y apartada del medio durante la operación. Normalmente te dejan el catéter puesto hasta que hayan transcurrido de doce a veinticuatro horas después de la operación. Esto es algo que puedes hablar con el médico si está previsto que te practiquen una cesárea o después de la operación, si la cesárea no estaba prevista. Cada médico trata este tema de un modo distinto.

Los problemas de gases y de movimientos intestinales son más comunes tras un parto por cesárea que tras un parto vaginal, pero puedes hacer ciertas cosas para minimizarlos. Levántate y camina un poco lo antes posible. Al principio puedes necesitar ayuda para ello. Bebe muchos líquidos; esto es más importante que intentar comer alimentos sólidos durante los primeros días después del parto. El hecho de estar en la cama sentada y de tomar medicamentos para el dolor, vitaminas o hierro puede provocar cambios o problemas en tus intestinos.

Cuanto antes empieces a moverte, dejes de tomar analgésicos y empieces a comer una dieta normal, antes volverán a la normalidad tus intestinos. Si lo necesitas, puedes tomar laxantes y productos para ablandar las heces. Aunque parezca desagradable, soltar una ventosidad es un buen signo de que los intestinos están trabajando.

El médico y las enfermeras te examinarán la incisión diariamente para que no se infecte o sangre mientras estás en el hospital. Si han usado grapas para la incisión, normalmente te las quitarán antes de que abandones el hospital, al segundo o tercer día de la intervención. Esto te podrá parecer un poco prematuro, pero no te preocupes; las capas de tejido que realmente te sujetan son más profundas. Las suturas profundas se disolverán por sí solas, aunque tardarán semanas o incluso meses. Si han usado suturas para cerrar la piel de tu abdomen, te las pueden quitar o pueden dejar que se disuelvan también por sí solas. Muchos médicos ponen Steri-strips (como pequeños trozos de esparadrapo) sobre la incisión y los dejan ahí durante tres o cuatro días. Antes de que abandones el hospital, las enfermeras te enseñarán cómo debes cuidarte la incisión y te advertirán de los signos de alarma que debes buscar una vez que estés en casa.

VOLVER A CASA

Cuando vuelvas a casa del hospital, ya comerás, beberás y caminarás. Es probable que te duela la incisión y que todavía presentes sangrado vaginal. Muchas mujeres siguen necesitando medicación para el dolor moderado al volver a casa; te prescribirán dicha medicación antes de que abandones el hospital. A veces aumenta el dolor o el sangrado cuando aumentas el nivel de actividad. A pesar de ello, deberías observar una disminución general del sangrado y del dolor de un día para otro.

Tu médico te recomendará que no conduzcas si te estás medicando para el dolor o tienes otros problemas, como por ejemplo anemia. Quizá prefieras no conducir durante algunas semanas si al hacerlo sientes molestias o tienes problemas para entrar y salir del coche.

REANUDAR ALGUNAS ACTIVIDADES

Es bueno que vayas aumentando gradualmente el nivel de actividad, pero no quieras correr demasiado. Normalmente, los familiares y amigos están más que contentos de poder ayudar. ¡Deja que lo hagan! Reserva tus energías para cuidar de ti y del bebé. En esto se incluyen las escaleras: ¡piensa antes de actuar! Si te pasas el día subiendo y bajando escaleras, multiplicarás las oportunidades de tener dolor y de cansarte antes.

Hay ciertas actividades que no es aconsejable realizar porque incrementan el dolor o pueden provocar complicaciones y retrasar tu recuperación. Durante las primeras semanas no cojas nada que pese más de lo que pesa tu bebé. Probablemente no te haga daño pasar el aspirador, pero puede causarte molestias por los estiramientos que debes hacer y por los tirones que hay que dar.

No empieces a hacer ejercicio ni reanudes tus relaciones sexuales. La mayoría de los médicos quieren que vayas a su consulta a los diez o catorce días de la intervención para poder examinar la incisión y ver cómo te va. Esta visita es una buena ocasión para preguntar cuándo puedes reanudar sin peligro tus actividades y cuál es el nivel de ejercicio apropiado para ti.

De la segunda a la sexta semana notarás una mejora gradual en tu energía día a día. A las seis semanas normalmente ya puedes hacer lo que quieras. En los meses venideros no verás grandes cambios, aunque sí notarás sutiles mejoras.

TOMAR PRECAUCIONES

La mayoría de los médicos recomiendan que no tengas relaciones sexuales hasta después de la visita de las seis semanas después del parto. Normalmente no sueles estar preparada para tener relaciones antes de este momento porque todavía sangras, tienes dolor o te sientes cansada. Reanudar las relaciones demasiado pronto suele resultar nocivo porque puede provocar una infección o aumentar la hemorragia. Este tipo de actividad puede retrasar tu recuperación.

Para empezar a hacer ejercicio, espera a que el médico te dé vía libre. Puedes ir aumentando gradualmente el nivel de actividad, pero no intentes hacer nada extenuante o incómodo hasta que el médico no apruebe tu plan de ejercicios en la visita de las seis semanas después del parto.

El médico te explicará qué signos de alarma tienes que tener en cuenta, como por ejemplo dolor, hemorragias, fiebre o signos de infección. Si crees que algo no va bien, llámale a la consulta: él o ella ya cuenta con eso y tiene a su servicio a personas preparadas para ayudarte en estos casos. Otras buenas fuentes de información son las enfermeras del centro de maternidad u hospital en el cual has dado a luz o el departamento de urgencias. Muchos centros cuentan con enfermeras disponibles las veinticuatro horas del día a las cuales se puede llamar para pedir consejo.

RECUPERAR LA FORMA

El tiempo de recuperación después de un parto por cesárea es diferente para cada mujer. Por lo general, la mujer puede volver a sus actividades normales tras la revisión de las seis semanas después del parto, si no hay problemas. Prepárate para ir despacio. Una cesárea es una operación en la que se practica una incisión abdominal. ¡Además de la recuperación normal que sigue a una intervención, tienes un trabajo a jornada completa (noche y día) cuidando del bebé!

Cuando regreses a casa del hospital, podrás meterte en la cama y salir de ella tú sola; también caminarás. Ciertas actividades, como agacharte o levantarte, te provocarán molestias; tómate las cosas con calma. Tendrás una recuperación más tranquila si te cuidas, descansas cuando lo necesites e incrementas de forma gradual el nivel de actividad.

Cuidar al bebé

Muchas parejas, al convertirse en padres, se sienten ofuscadas e inadecuadas ante su nueva responsabilidad. ¡Puedes estar segura de que lo vas a hacer bien y vas a aprender con la práctica! Hay muchas formas de conseguir ayuda: amigos, familia, la consulta de tu pediatra e incluso la gente que has conocido en el hospital. Los cuidados que requiere un bebé que ha nacido por cesárea son los mismos que requiere un bebé que ha nacido por vía vaginal. A medida que las semanas vayan pasando, establecerás una rutina para comer, dormir y cuidar del bebé.

Capítulo 3

¿Qué pasa ahora?

Ya tienes a tu bebé y todo es maravilloso… ¿verdad? Es posible que respondas «sí» a esta pregunta, aunque a tu cabeza acuden dudas sobre el período de recuperación después del parto. Estas dudas son normales: casi todas las mujeres tienen alguna o varias. Tus «problemas» también son normales, tanto los físicos como los emocionales.

Quizá quieras leer todos los temas que aparecen en este capítulo o tal vez sólo aquellos que te interesan. Hemos intentado ofrecerte una información que te ayude a comprender que lo que te está pasando es frecuente. Si tienes dudas sobre alguno de estos temas o si te preocupa tu situación particular, llama a tu médico. Él o ella están para resolver tus dudas y tranquilizarte.

SIGNOS DE ADVERTENCIA

Después de dar a luz, las cosas deberían ir bien: no deberías sentirte enferma. A pesar de ello, ocasionalmente puedes tener algún problema. A continuación hay una lista de síntomas y signos de advertencia ante los cuales debes estar alerta. Si presentas alguno de estos síntomas, llama a tu médico. Éstos son datos importantes que debes compartir con él. Probablemente el médico querrá verte para prescribirte algún tratamiento. Debes estar alerta ante:

- una temperatura de 38,3 °C o superior, excepto durante las primeras veinticuatro horas después de dar a luz,

- pechos enrojecidos o doloridos,
- sensación de frío,
- pérdida del apetito durante un período de tiempo largo,
- dolor en la parte baja del abdomen o en la espalda,
- dolor, hipersensibilidad, enrojecimiento y/o hinchazón en las piernas,
- dolor al orinar o intensa necesidad de orinar,
- imposibilidad de expulsar gases o fuerte estreñimiento (inmovilidad intestinal durante algunos días),
- dolor intenso en la vagina o la región perineal,
- sangrado intenso y anormal o aumento repentino del sangrado (más abundante que el flujo normal de tu menstruación o que empape más de dos compresas en treinta minutos),
- flujo vaginal de olor fuerte y desagradable.

CUIDAR DE VOSOTROS MISMOS

Para recobrar el vaivén de las cosas como pareja después del embarazo y el parto quizá necesitéis organizaros un poco. Tendréis que ser creativos a la hora de compaginar todas vuestras ocupaciones y esfuerzos, y también recompensaros de vez en cuando. Piensa en cómo puedes mimarte a ti misma y a tu pareja. Las siguientes sugerencias te podrán ayudar a hacer que vuestra vida en común, y como familia, sea más feliz:

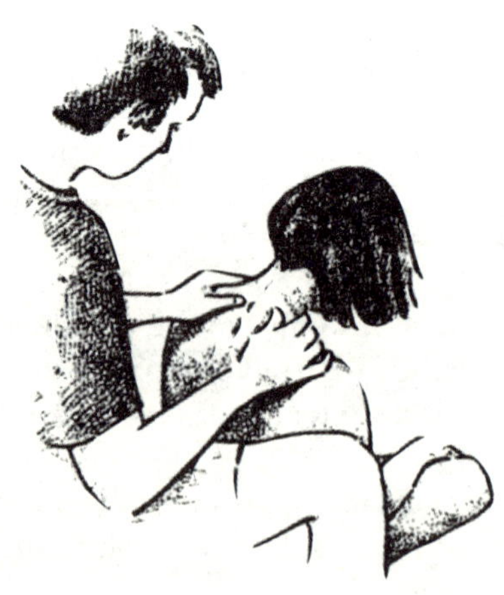

Cuida de ti misma en casa. Encuentra momentos de tranquilidad para ti. Cuando tu pareja se pueda ocupar del bebé, regálate un largo baño o ponte tranquilamente a leer o a hacer manualidades durante un ratito. Quizá prefieras salir de casa para hacer algunas compras o para comer con alguna amiga. Procura que tu pareja también tenga algo de tiempo para él. Tal vez quiera trabajar en algún proyecto, investigar algo con el ordenador o jugar un partido de golf. Cuando dejáis que cada uno tenga tiempo para estar solo, renováis vuestra fuerza interior y vuestro compromiso con vuestra vida en pareja.

Mimaos como pareja. Cuando podáis, haced algo especial para los dos. Encargad una buena cena a un restaurante de lujo (ahora no hablamos de comida rápida). Preparad la mesa con la vajilla más bonita que tengáis, poned flores y velas y, quizás, una copa de vino. Vestíos bien. Sentaos a comer una vez hayáis puesto al bebé a dormir. Tomaos vuestro tiempo y haced que la cena sea lo más romántica posible. Es vuestro momento especial juntos. Otra sugerencia es contratar a una canguro o pedir a algún amigo o familiar que os cuide al bebé mientras vais al cine, al teatro o a un concierto. Un par de horas lejos de vuestra casa y del niño os permitirán renovar vuestra relación.

Un masaje para relajar el alma. Ambos podéis aprender técnicas de masaje para ayudar al otro a relajarse. Podéis comprar algún libro o vídeo que trate del «masaje en pareja» en una librería, o alquilarlo o comprarlo en algún videoclub o tienda de vídeos. No estamos hablando de nada sexual; las técnicas que recomendamos son para relajar y reducir el estrés.

Pide, y acepta, ayuda a tus amigos y familiares. Cuando alguien quiera ayudarte, ¡deja que lo haga! Si te preguntan cómo pueden ayudarte, hay muchas cosas que puedes pedirles que hagan. Las comidas de fácil preparación que se conservan en la nevera o en el congelador para comer después son siempre bienvenidas. Los servicios de limpieza y de lavandería son un buen regalo. Si alguien se puede encargar del bebé mientras descansas o haces otras tareas, estarás muy agradecida. Que alguien cuide del bebé es una ayuda especialmente útil si tienes más niños y quieres dedicarles un poco de tiempo.

Sé creativa. Si tienes alguna necesidad personal, pide a alguien que te ayude para que puedas satisfacerla. Si no tienes familia cerca y tus amigos no pueden ayudarte durante el día, valora el hecho de contratar a alguien para que te ayude en algunas tareas.

ADVERTENCIA

Si antes del embarazo o durante el mismo has estado tomando alguna medicación, pregunta a tu médico si debes seguir tomándola o volver a tomarla después del parto.

PRECAUCIONES RELACIONADAS CON LA SALUD

Si tienes alguna enfermedad crónica, como diabetes o asma, ésta puede afectar a tu recuperación. Es posible que debas ocuparte de problemas específicos o hacer ciertas modificaciones. Quizá necesites tomar medicamentos o ajustar tus actividades; habla con tu médico de tu situación particular.

Por ejemplo, si has tenido diabetes gestacional durante el embarazo, después del parto deberán comprobar tu nivel de azúcar en sangre. Habla de los resultados con tu médico. Si tu nivel de azúcar en sangre es normal, ya estás bien. Si no lo es, tu médico te enviará a un especialista en el tratamiento de la diabetes. Él o ella te ayudarán a preparar un plan para tratar tu problema. Casi siempre el parto resuelve la diabetes gestacional y la mujer se mantiene estable hasta que se vuelve a quedar embarazada, momento en el que reaparece el problema. La diabetes gestacional también puede indicar una tendencia en la mujer a sufrir diabetes posteriormente en su vida, por lo que quizá quieras preguntar al médico ante qué signos de advertencia tienes que estar alerta.

INFORMACIÓN BREVE

Después del parto, el útero se encoge y en seis semanas pasa de ser del tamaño de una sandía al de una naranja.

CAMBIOS EN EL ÚTERO

Después del parto, el útero recupera lentamente su forma original. Justo antes del parto, el útero era lo suficientemente grande como para alojar al bebé, la placenta y el líquido amniótico. Inmediatamente después de dar a luz, se debe sentir el útero a nivel del ombligo; también se debe sentir muy duro. Te examinarán con frecuencia para comprobar que se mantiene duro después del parto. Si se nota blando, tú o una enfermera podéis masajearlo para que adquiera consistencia.

El útero se encoge cada día la anchura de un dedo aproximadamente. Te examinarán cada día que estés en el hospital para comprobar que tu útero se encoge con normalidad. Este examen puede ser un poco molesto, pero es necesario para el control normal de la hemorragia.

DOLORES POSPARTO

Los dolores posparto son sencillamente lo que su nombre indica: dolores que sientes cuando el bebé ya ha nacido. Son normales; se debe esperar tenerlos durante algunos días después de dar a luz mientras el útero se va contrayendo. Estas contracciones tienen lugar para evitar un sangrado excesivo y para hacer que el útero recupere su tamaño normal. Podrás aliviar los calambres si te tumbas boca abajo y tomas algún medicamento suave contra el dolor, como por ejemplo acetaminofeno o ibuprofeno.

Si das el pecho, los dolores se intensificarán cada vez que des de comer al bebé. Cuando el bebé chupa el pezón se estimula la glándula pituitaria, la cual libera oxitocina, hormona que provoca la contracción del útero. Estas contracciones extra, aunque sean molestas, te benefician porque ayudan a controlar la hemorragia. La medicación suave contra el dolor puede ofrecerte alivio.

DOLOR PERINEAL

Cuando durante el parto se estira, corta o rasga la zona que hay entre la vagina y el ano, aparece un dolor en el periné. Una episiotomía puede aumentar este malestar. El dolor no dura mucho tiempo; debería disminuir diariamente y desaparecer en el plazo de tres semanas aproximadamente o antes de acudir a la revisión de las seis semanas después del parto.

Si experimentas molestias importantes, para calmarlas ponte una bolsa de hielo durante las veinticuatro horas posteriores al parto. El hielo insensibiliza la zona y ayuda a rebajar la inflamación. Transcurridas veinticuatro horas después del parto, sumérgete en un baño caliente o date baños locales en el bidé.

Otros remedios para el dolor incluyen el uso de esprays calmantes, compresas empapadas en loción de hamamelis, andar para estimular la circulación y realizar los ejercicios de Kegel. Si guardas en el congelador paños empapados de medicación para las hemorroides (se venden sin receta), cuando te los apliques en la zona dolorida notarás un gran alivio.

Orinar puede ser doloroso por el picor que la orina causa en la zona donde está la rasgadura o incisión. Esta quemazón no es síntoma de una infección del tracto urinario o de la vejiga. Las sustancias químicas de la orina son las que provocan este picor en dicha zona. Quizá te resulte menos doloroso orinar de pie o en la ducha, puesto que el agua puede suavizar las molestias.

INFORMACIÓN BREVE

Probablemente te parezca que tanto durante el parto como después estás sangrando mucho, pero recuerda que durante el embarazo tu volumen de sangre aumentó un 50 %, por lo que tienes sangre de sobra en el cuerpo.

Sangrar después del parto

Es normal perder algo de sangre durante el parto. Sin embargo, sangrar abundantemente una vez el niño ha nacido puede ser motivo de preocupación. Una pérdida superior a 500 ml durante las primeras veinticuatro horas después del nacimiento del bebé recibe el nombre de *hemorragia posparto*.

Entre las causas más comunes de esta hemorragia se encuentran las siguientes:

- que tu útero no se contraiga,
- tener una episiotomía grande o sangrante,
- tener problemas de coagulación o coágulos en la sangre,
- que los vasos sanguíneos del interior del útero no se contraigan
- retención en el interior del útero de tejido de la placenta o de coágulos sanguíneos,
- presentar en la vagina o cérvix rasgaduras o desgarros causados por el nacimiento,
- un desgarro, rotura o agujero en el útero (raro).

El sangrado se controla masajeando el útero (método de Credé)* y tomando ciertos medicamentos, como el Pitocin o metergine. El sangrado normal después del parto, o metrorragia, disminuye diariamente hasta cesar por completo. Puede aumentar ligeramente de intensidad cuando la mujer aumenta su nivel de actividad.

Si el sangrado se hiciera más abundante de forma repentina al cabo de algunos días o semanas, llama a tu médico. Probablemente querrá que vayas a verle para prescribirte alguna medicación.

---

* El método de Credé consiste en exprimir la placenta forzando el útero hacia abajo, en dirección a la pelvis, y, al mismo tiempo, exprimiéndolo por todos sus lados, de modo que se expulse su contenido. (*N. de la t.*)

CAMBIOS EN TUS HÁBITOS INTESTINALES

Tus hábitos intestinales probablemente sufrirán alteraciones durante algunos días a partir del nacimiento del bebé. Tu sistema digestivo se vuelve lento durante el parto y después de dar a luz debido a los medicamentos que tomas, como por ejemplo las pastillas para el dolor, por los cambios producidos en tu nivel de actividad o por estar sentada o tumbada en la cama durante mucho rato. Quizá te han puesto un enema, o la parte baja de tu intestino (el recto) se ha vaciado al empujar para dar a luz. Todos estos factores pueden favorecer la alteración de tus hábitos intestinales.

Muchas mujeres no quieren hacer nada para movilizar su intestino durante los cuatro o cinco días después del parto porque es doloroso. Algunas madres han dicho que su primera evacuación intestinal después de dar a luz fue casi como si estuvieran pariendo de nuevo.

Si te han hecho una episiotomía o tienes hemorroides, tus movimientos intestinales quizá sean todavía más dificultosos o más dolorosos. Puedes sentir aprensión a tener alguno. Ahora no es momento para estar estreñida. Para evitar el estreñimiento, come una dieta rica en fibra y bebe muchos líquidos para que tu sistema trabaje eficientemente.

El zumo de ciruela y el salvado son laxantes naturales; inclúyelos en tu dieta. Los productos que se venden sin receta para ablandar las heces también son beneficiosos. Aunque estés dando el pecho, puedes tomar sin peligro muchos de estos productos para ablandar las heces o laxantes. Si en el plazo de una semana no has evacuado ni una sola vez o si tienes molestias, contacta con tu médico.

Cuando vayas a evacuar, procura no hacer esfuerzos excesivos. Esto puede agravar las hemorroides o hacer que duela o sangre la incisión de la episiotomía o la zona lacerada. Las hemorroides terminan encogiéndose por sí solas, aunque puede que no desaparezcan totalmente. Una compresa de hamamelis o cualquier otra compresa comercial puede proporcionarte alivio. También puedes valerte de cremas y ungüentos y de medicamentos suaves contra el dolor que no precisen receta, así como de antiinflamatorios, como por ejemplo el ibuprofeno. Las bolsas de hielo también ayudan. Normalmente, no suele ser necesario tomar medidas más serias.

CAMBIOS EN TUS PECHOS

Tanto si das el pecho como si alimentas al bebé con biberón, tener los pechos doloridos después de dar a luz es bastante común. En el curso natural del embarazo y el parto, tu cuerpo te ha preparado para amamantar, por lo que tus pechos se llenarán de leche.

La profusión de leche en tus senos, llamada *congestión*, suele durar algunos días y puede resultar molesta. Si amamantas al bebé, éste irá vaciando tus pechos y la situación se resolverá por sí sola en el transcurso de unos pocos días. Para la mujer que elige no dar el pecho la cosa se complica un poco, puesto que sigue afluyendo leche a sus pechos. Ya no se da medicación para detener la producción de leche. Puedes aliviar las molestias llevando sujetadores reforzados o sujetando los senos con una venda o una toalla. Las bolsas de hielo también ayudan a secar la leche.

Si te notas los senos congestionados y no estás dando el pecho, *no* intentes vaciártelos. Esto puede resultar difícil, sobre todo si la única forma de sentirte aliviada es vaciándote los senos. Sin embargo, cuando te vacías los pechos, ¡tu cuerpo reemplaza la leche exprimida con más leche! Evita la estimulación de tus pezones y el contacto de tus pechos con agua caliente, puesto que ambas cosas estimulan la producción de leche. Oír llorar a un bebé —tuyo o de cualquier otra persona— también hace que pierdas leche.

No es extraño tener algo de fiebre cuando los pechos están congestionados. El acetaminofeno puede aliviarte tanto la fiebre como las molestias causadas por la congestión. Para más información sobre los problemas asociados con el acto de amamantar, como la obstrucción de los conductos de la leche o la infección de las mamas, véase el capítulo 4.

INCONTINENCIA URINARIA

Después de dar a luz, la función de la vejiga o la evacuación de la orina puede ser distinta por muchos motivos. A menudo, tanto durante como después del parto, los líquidos son administrados por vía intravenosa por varias razones. La oxitocina (Pitocin), administrada durante o después del parto, tiene un efecto «anti-diurético»; provoca una disminución en la producción de orina. Una vez ha pasado este efecto, tu cuerpo tiene mucho líquido sobrante —¡necesitarás orinar mucho!—. La sensación de la vejiga también puede verse afectada por el dolor causado por el parto, por un desgarro en el canal del parto o por la anestesia, como por ejemplo la epidural.

Algunas mujeres tienen problemas para controlar la orina después de dar a luz; esta condición recibe el nombre de *incontinencia urinaria*. Puede durar muy poco o persistir durante algunas semanas o incluso más. Muchas mujeres dicen que cuantos más embarazos y partos llevan vividos, mayor es su incontinencia. Hay muchos factores que contribuyen a esto, incluido el tamaño del bebé, el número de partos, el tamaño del útero, tu edad y si has tenido un parto vaginal o por cesárea.

Para que la cabeza y los hombros del bebé pasen a través del canal del parto, tus músculos y tu tejido conectivo deben estirarse considerablemente. La vejiga está situada delante del útero, y la parte inferior de la pared de la vejiga se estira durante el parto. Después del mismo, esta zona está más débil que antes del embarazo, lo cual puede contribuir a la incontinencia. Cada nuevo alumbramiento da más de sí el canal del parto. Los tejidos que sostienen la vejiga también resultan estirados en cada parto, con lo que se produce cierta incontinencia.

Tu útero tardará algunas semanas o más en recuperar su tamaño normal. Durante el transcurso de las semanas inmediatamente posteriores al parto, éste se va contrayendo gradualmente y se va haciendo pequeño, y descansa directamente sobre la vejiga. Esto la comprime, impidiendo que retenga demasiada orina. Por eso puede resultarte difícil controlar las pérdidas de orina.

Puedes ayudarte a recuperar el control de la vejiga y de la orina practicando los ejercicios de Kegel. No te aguantes la orina; vacía la vejiga frecuentemente. Esta situación tardará cierto tiempo en mejorar. Es posible que no vuelvas a tener el mismo control de tu vejiga que tenías antes de quedarte embarazada.

Si el problema de incontinencia persiste o empeora, házselo saber al médico. Es posible que no se produzca mejoría alguna hasta semanas después del parto, cuando empieces a ponerte de nuevo en forma. Una intervención quirúrgica puede solucionar el problema, pero la mayoría de los médicos prefiere hacer esta operación cuando la mujer ya ha decidido no tener más hijos. Un embarazo podría echar por tierra los beneficios de la operación.

VENAS VARICOSAS

Las venas varicosas, que son vasos sanguíneos dilatados o agrandados, son un resultado bastante frecuente del embarazo. También se llaman *varicosidades*. Es posible que tengas una predisposición heredada a las venas varicosas —si tu madre las tuvo, tienes una probabilidad mayor de tenerlas tú también.

Las venas varicosas aparecen normalmente en las piernas, pero también pueden hacerlo en la vulva y en la vagina. Las varicosidades no desaparecen inmediatamente después del parto. Sigue los consejos que te dieron durante el embarazo para evitar la aparición de venas varicosas después del nacimiento del bebé. He aquí algunos de estos consejos:

- Túmbate de lado (el izquierdo es mejor) siempre que puedas.
- Cuando puedas, eleva las piernas por encima del nivel del corazón.
- No lleves ropa muy ajustada.
- Levántate y camina muchas veces a lo largo del día.
- No cruces las piernas.
- Haz ejercicio de forma regular.
- No estés de pie durante mucho rato.

Los síntomas pueden ir desde una simple mancha antiestética hasta el dolor leve o moderado. El malestar aumenta al final del día o después de haber estado todo el día de pie o de haber caminado mucho. De forma ocasional, la *tromboflebitis superficial* (coágulos sanguíneos) en estas venas puede representar un problema durante o después del embarazo. Estos coágulos pueden causar dolor pero no son peligrosos; no migran a otras partes del cuerpo.

En los casos agudos, las venas varicosas pueden requerir tratamiento, incluyendo la administración de inyecciones, su ligadura o extirpación, o el tratamiento con láser. Es raro que se practique alguno de estos procedimientos mientras la mujer está en edad de tener hijos.

HINCHAZÓN Y RETENCIÓN DE LÍQUIDOS

La hinchazón y la retención de líquidos forman parte del embarazo. La retención de líquidos se produce como consecuencia de los cambios hormonales y de la obstrucción de la circulación sanguínea por la expansión del útero. Como el útero tarda semanas en recuperar el tamaño que tenía antes del embarazo, se tarda también cierto tiempo en eliminar todo este líquido sobrante.

Para ayudar a disminuir la hinchazón, haz lo mismo que te aconsejaron durante el embarazo. Túmbate de lado varias veces a lo largo del día y por la noche para dormir. Levántate y muévete; si lo único que haces es estar sentada, tardarás más en eliminar los líquidos que te sobran. Elevar las piernas por encima del nivel del corazón también va bien, pero tumbarse de lado es mejor. Haz ejercicio de forma regular.

DOLOR DE CABEZA

El dolor de cabeza puede constituir un problema para algunas mujeres después de dar a luz. Normalmente no indica la presencia de un problema, pero puede hacer que te sientas mal. El dolor de cabeza puede estar causado o influido por muchos factores, por ejemplo un parto largo, haber tenido que empujar durante algún tiempo o no haber dormido en veinticuatro o treinta y seis horas. Si has sufrido preeclampsia o hipertensión inducida por el embarazo, ambas podrían ser la causa del dolor de cabeza.

Si para el parto o para practicarte la cesárea te han puesto anestesia epidural o raquídea, puedes sufrir un dolor de cabeza llamado *cefalea espinal*. No ocurre con frecuencia —1 de cada 100 partos— y se trata haciendo reposo en la cama y tomando líquidos. A veces se utiliza un parche sanguíneo epidural para sellar la zona de salida del canal espinal. Con este procedimiento, se desvía sangre del brazo para introducirla en el canal espinal. Se te advierte que permanezcas tumbada de espaldas durante dos o tres horas para que la sangre presente en el canal espinal pueda coagularse y sellar la abertura causante de la fuga. Este procedimiento suele detener el dolor de cabeza.

En ocasiones, el hecho de atender a las visitas o al recién nacido contribuye al dolor de cabeza. Si sufres dolores de cabeza, coméntalo con el médico. Éste podrá recomendarte algún tratamiento. Normalmente el mejor alivio es el descanso y la ingestión de líquidos y de medicamentos suaves para el dolor. Si el dolor de cabeza no desaparece o no mejora y, sobre todo, si es fuerte o va acompañado de visión borrosa o náuseas, es importante que se lo hagas saber al médico.

ALTERACIÓN EMOCIONAL

Después del nacimiento del bebé, puedes experimentar numerosas alteraciones emocionales. No son extraños los cambios de humor, la angustia leve y los ataques de llanto. Los cambios de humor suelen ser el resultado de los cambios hormonales que se producen en ti justo después del parto, tal y como lo fueron durante el embarazo. La falta de sueño también puede influir en cómo te sientes. A muchas mujeres les sorprende ver lo cansadas emocional y físicamente que están durante los primeros meses después de dar a luz. Procura encontrar tiempo para ti. Pasarás por un período de adaptación.

Dormir y descansar te ayudará a superar los cambios de humor, que parecen darse con más frecuencia cuando la mujer está exhausta. Es muy importante que te cuides. En relación con este tema, véase el apartado siguiente, así como el apartado que trata el síndrome de la depresión posparto, que empieza en la pág. 74.

LOGRAR UN SUEÑO Y UN DESCANSO SUFICIENTES

La fatiga y el agotamiento pueden convertirse en un problema después del nacimiento del bebé. Tal y como muchas madres, y padres, podrán contarte, no es tarea fácil adaptarse a tener un sueño interrumpido noche tras noche. Ahora tienes que hacerlo todo tú —¡ya no hay enfermeras o personal hospitalario que valga!—. Un bebé suele despertarse cada dos o cuatro horas para comer, lo cual puede ser muy perturbador para los padres.

No tengas miedo de pedir ayuda. A casi todo el mundo le gusta que le pidan ayuda con un recién nacido. Tu compañero querrá ayudar, aunque quizá no sepa qué hacer. Posiblemente apreciará tus sugerencias, como levantarse para dar de comer al bebé (esto funciona mejor si no le estás dando el pecho) o traértelo a media noche para que tú puedas darle el pecho.

Una regla de oro con un recién nacido es «tratar de dormir siempre que puedas y donde puedas». Hasta que el bebé tenga dos meses aproximadamente, no podrás poner en marcha un plan de sueño de larga duración. A continuación presentamos algunas sugerencias que podrán ayudarte.

IMPLICA A TU PAREJA

Implica a tu pareja en la decisión de qué va a hacer cada uno por la noche. Si estás dando de mamar al bebé, tu pareja puede cambiarle los pañales y luego traértelo. Una vez tus senos tengan leche, puede dar al niño un biberón de leche extraída. Si alimentas al niño con biberón, podéis alternaros por las noches.

COMPRUEBA QUE EL BEBÉ ESTÁ DESPIERTO

No saltes de la cama al primer llanto del bebé por la noche. Es posible que en realidad no esté despierto ni necesite tu atención. Dale algunos minutos y, si sigue haciendo ruido, entonces acude para ver qué pasa. Quizá tengas suerte y se quede dormido de nuevo sin que tengas que levantarte.

ACUÉSTATE PRONTO

Quizá no puedas descansar durante el día mientras el bebé duerme, sin embargo, acostarte pronto por la noche posiblemente te resulte más factible. No te quedes a ver las noticias o la serie nocturna. Vete a dormir alrededor de las 8.30 o 9.00 de la noche, si es posible. Esto puede significar perderte ciertas cosas, pero vale la pena si con ello logras lo que tanta falta te hace: descansar.

BUSCA AYUDAS DE DÍA SIEMPRE QUE PUEDAS

Cuanto más apoyo recibe una pareja con las tareas y quehaceres diarios, más fácil le resulta soportar las noches de desvelo. Pide a tus amigos y familiares que te ayuden. Probablemente no se sentirán ofendidos, sino más bien contentos por haberles pedido que te echen una mano.

Pásate cosas por alto cuando puedas. La casa no tiene que estar perfecta, no es necesario que toda la ropa y los pañales del bebé estén doblados y guardados, la cocina no tiene por qué estar siempre inmaculada. Tómate las cosas con calma y no te maltrates.

CAMBIO DE PAÑALES

Simplifica todo lo que puedas el hecho de atender al bebé durante la noche. Procura vertislo con ropas fáciles de poner y quitar. Si el pañal no está demasiado húmedo, déjaselo puesto hasta la próxima vez que te levantes para darle de comer.

HAZ EJERCICIO CADA DÍA

Hacer ejercicio diariamente te irá bien. Un ejercicio ligero ayuda a relajar cierta tensión y favorece el sueño. Dar una vuelta a la manzana puede ser muy beneficioso para ti. Cuando puedas, hazlo acompañada de tu pareja y el bebé; conviértelo en un evento familiar.

SI TIENES MÁS DE UN HIJO

La recuperación después del nacimiento de mellizos, trillizos o más será, por distintas razones, un poco más difícil. El embarazo ha castigado más tu cuerpo que un embarazo único. En un embarazo múltiple se eleva el riesgo de problemas o complicaciones. Has ganado más peso o sufrido un edema mayor. Quizás hayas tenido un parto por cesárea.

Con un embarazo múltiple, la mujer suele dar a luz antes, por lo que es posible que no hayas tenido tiempo de preparar la llegada de los bebés a casa. La gestación para un embarazo único es de unos doscientos ochenta días. Para gemelos, la gestación es de unos doscientos sesenta días y, para trillizos, es de doscientos cuarenta y siete días aproximadamente.

Otro problema de dar a luz antes es que los bebés son prematuros. Si los bebés son prematuros y deben permanecer en el hospital, dicha situación puede causarte estrés emocional. Otra fuente de estrés es el hecho de tener el doble o el triple de todo: pañales que cambiar, bebés que alimentar, ropa que lavar, cuerpecitos que bañar.

Es importante que pidas ayuda a tu compañero, a tu familia y amigos. No seas vergonzosa respecto a esto. A muchas personas les hace felices poder ayudar y sólo esperan a que se lo pidas. A medida que vayas recuperándote, los bebés se hagan un poco mayores y empieces a ajustarte a un horario, tu vida transcurrirá un poco más tranquilamente.

Procura descansar lo suficiente. Tu cuerpo necesita tiempo para recuperarse, más tiempo incluso que si hubieras tenido un solo bebé. Trátate con cariño. Puedes estar contenta de lo que has hecho.

SÍNDROME DE LA DEPRESIÓN POSPARTO

Después del nacimiento del bebé, sentirás cosas que te sorprenderán. Has estado esperando durante mucho tiempo esta nueva vida y has anticipado sentimientos de alegría y felicidad inmensas. Ahora te sorprende sentirte triste o infeliz. Tu bebé ya ha nacido, y la anticipación y excitación se han terminado. Quizá te preguntes si tener un hijo ha sido una buena idea. Estos sentimientos, llamados *depresión posparto*, se dan en hasta un 80 % de las mujeres después de dar a luz.

La «depresión posparto» es un concepto bajo el cual quedaba englobado antiguamente el abanico entero de sentimientos que una mujer puede experimentar. Actualmente se suele llamar *síndrome de la depresión posparto*, y se diferencia por la intensidad de los sentimientos.

Muchas mujeres experimentan algún grado de depresión posparto. Durante la mayor parte del tiempo los sentimientos son leves; quizás hayas oído el término «melancolía de la maternidad» (*baby blues*) referido a ellos. Esta situación es temporal y tiende a desaparecer tan rápidamente como ha venido. En ocasiones aisladas se prolonga durante varios meses o incluso durante más de un año.

Hoy en día, muchos expertos consideran normal presentar cierto grado de depresión posparto. Entre los síntomas más característicos se incluyen los siguientes:

- llorar sin motivo,
- agotamiento,
- irritabilidad,
- falta de confianza,
- ansiedad,
- falta de interés por el niño,
- impaciencia,
- baja autoestima,
- hipersensibilidad,
- inquietud.

Si crees que estás sufriendo alguno de estos síntomas, llama a tu médico. Casi todas las reacciones posparto son temporales y tratables.

ADVERTENCIA

Si tu melancolía de la maternidad no mejora transcurridas algunas semanas o si te sientes extremadamente deprimida, llama al doctor. Quizá necesites medicación para resolver el problema.

GRADOS DE DEPRESIÓN POSPARTO

La forma más leve de depresión posparto es la melancolía de la maternidad. Esta situación sólo dura un par de semanas y los síntomas no empeoran. (Véase la descripción anterior.) Una forma más grave de melancolía de la maternidad se llama depresión posparto (DPP); afecta a un 10 % aproximadamente de todas las mujeres que dan a luz. La diferencia entre la melancolía de la maternidad y la depresión posparto radica en la frecuencia, la intensidad y la duración de los síntomas. Tener o no problemas para dormir es una forma de distinguir una situación de la otra. Si puedes dormir mientras otra persona se ocupa del bebé, probablemente se trate de melancolía de la maternidad. Si no puedes dormir por culpa de la ansiedad, probablemente sufras depresión posparto.

La depresión posparto puede darse en cualquier momento a partir de las dos semanas y hasta un año después del nacimiento. La madre tiene sentimientos de ira, confusión, pánico y desesperanza. Se producen cambios en sus patrones de alimentación y de sueño. Puede sentir temor a herir al bebé o a no poder cuidarlo bien. Puede pensar que es una mala madre o que se está volviendo loca. La ansiedad es el síntoma principal de la depresión posparto.

La forma más grave de depresión posparto recibe el nombre de *psicosis posparto*. En esta situación la mujer tiene alucinaciones, piensa en el suicidio o intenta hacer daño al bebé.

¿CUÁL ES LA CAUSA DE LA DEPRESIÓN POSPARTO?

No sabemos exactamente cuál es la causa de la depresión posparto; no todas las mujeres la sufren. Creemos que los cambios hormonales son, en parte, responsables de esto. Son muchas las exigencias que recaen sobre la mujer que acaba de dar a luz, una condición que puede provocar depresión. Otros posibles factores que hay que tener en cuenta son: un historial familiar de depresión, contar con poco apoyo después del nacimiento del niño, el aislamiento y la fatiga.

FORMAS DE TRATAR EL PROBLEMA

Tú misma puedes ayudarte de distintas formas. Empieza antes de que el niño nazca. Prepara una red de apoyo; pide ayuda a tus familiares y amigos. Intenta que tu madre o tu suegra se queden contigo durante algún tiempo para ayudarte. Quizá tu compañero pueda librar en el trabajo. Piensa en la posibilidad de contratar a alguien para que venga cada día a ayudarte. Ser consciente de que muchas madres tienen estos sentimientos después de dar a luz constituye ya un paso en la dirección correcta.

Para la melancolía de la maternidad no hay otro tratamiento que la búsqueda de apoyo emocional; aun así, hay formas mediante las que tú misma puedes aliviar los síntomas. Aparte de pedir ayuda, descansa cuando el niño duerma. Habla con tu pareja; difícilmente te apoyará si no sabe que lo estás pasando mal. Busca a otras madres que estén en la misma situación que tú; compartir tus sentimientos y experiencias te ayudará. Es posible que en tu zona haya grupos de apoyo: pregunta a tu médico los nombres de dichos grupos. Procura que el número de visitas que recibes sea reducido. Probablemente te resulte agotador y muy estresante entretener a tus huéspedes. No seas dura contigo misma. Deja correr algunas cosas. Cuídate. Haz ejercicio cada día. Come saludablemente, bebe muchos líquidos y evita el alcohol. Procura salir de casa cada día.

En la depresión posparto, la situación es un poco más seria. Pon en práctica las sugerencias descritas anteriormente. Además, es posible que necesites medicación para ayudar a disminuir algunos síntomas. Hay estudios que indican que el 85 % de las mujeres que sufren depresión posparto requieren medicación, incluidos antidepresivos, tranquilizantes y hormonas; a menudo estos medicamentos se administran conjuntamente. No está demostrado que haya un tratamiento más efectivo que otro.

Si estás dando el pecho, la selección de la medicación estará más limitada. Ciertos medicamentos, como por ejemplo Pamelor,* Prozac y Norpramin,** pueden ser usados por la mujer que da de

---

* Comercializado en España con el nombre de Martimil.
** No comercializado en España.

mamar. Se debe avisar de la situación al pediatra y controlar al pequeño para evitar la aparición de efectos secundarios. Habla de ello con tu obstetra/ginecólogo, así como con tu pediatra si se te ha prescrito medicación y estás dando el pecho.

TU DEPRESIÓN PUEDE AFECTAR A TU PAREJA

La melancolía de la maternidad o la depresión posparto pueden afectar a la pareja. Prepárale para esta situación antes de que nazca el bebé. Explícale que si esto te pasa, sólo será temporalmente.

He aquí algunas cosas que puedes sugerirle que haga si caes en la depresión o en la melancolía de la maternidad:

- Dile que no se tome la situación de forma personal.
- Sugiérele que hable con amigos, familiares, otros padres o un profesional.
- Debería comer bien, descansar lo suficiente y hacer ejercicio.
- Pídele que sea paciente contigo.
- Pídele que te apoye. Él puede ofrecerte su amor y su apoyo durante este momento difícil.

¿VOLVEREMOS A TENER ALGUNA VEZ RELACIONES SEXUALES?

Probablemente, en lo último que piensas ahora es en reanudar las relaciones sexuales con tu pareja. Muchas mujeres dicen que el sexo resulta, en este momento, demasiado doloroso y que no pueden practicarlo. Necesitan descansar, dormir lo suficiente y volver a situarse en una rutina antes de empezar a pensar otra vez en el sexo.

La reanudación de las relaciones sexuales puede ser un poco difícil. Quizá te preocupa el dolor que puedas sentir. Es algo normal. Lo mejor que puedes hacer por ti es tomártelo con calma e ir despacio. No mantengas relaciones hasta que no te sientas preparada. Comparte con tu pareja tus sentimientos y preocupaciones.

Tu impulso sexual, así como el de tu pareja, pueden verse afectados por el estrés, las emociones y la fatiga. De hecho, hay razones físicas que llevan a la mujer a no tener ganas de sexo, de entre las cuales destaca un nivel de estrógenos cambiante, lo cual provoca sequedad e irritación vaginal. También es probable que sigas sangrando. Si te han hecho una episiotomía, las molestias serán todavía mayores. Y con todos los cambios que ha sufrido tu cuerpo, sencillamente no te sientes sexy en este momento. No pasa nada.

En el pasado, aconsejábamos a las mujeres que esperaran seis semanas como mínimo antes de tener relaciones sexuales. Actualmente, decimos a la mujer que deje que sea su cuerpo el que la guíe, aunque seis semanas siguen siendo un buen consejo. De todos modos, es probable que no tengas ganas de tener relaciones hasta entonces. Si no sientes dolor ni molestias y tu episiotomía está cicatrizada, puedes reanudar tus relaciones sexuales en cuanto te sientas preparada. Asegúrate de que ya no sangras. En la mayoría de las mujeres, esto no sucede hasta la cuarta o sexta semana después de dar a luz. Habla con tu pareja para asegurarte de que no espera reanudar la práctica del sexo una o dos semanas después del parto cuando tú estás pensando que esto no sucederá antes de cuatro o seis semanas.

Cuando decidas volver a tener relaciones sexuales, puedes seguir ciertos pasos para que la experiencia resulte más agradable para ambos. Prueba lo siguiente:

- Comprueba que tus lesiones están lo suficientemente cicatrizadas como para practicar el sexo. Si no estás segura, llama a tu médico y pídele consejo.
- Utiliza una gran cantidad de lubricante para suavizar la sequedad vaginal y evitar irritaciones derivadas de la fricción (evita la vaselina si utilizas condones).
- Si eres tú quién se pone encima, podrás controlar el grado de penetración.
- El juego preliminar puede añadir placer a la experiencia sexual.
- No te obsesiones con tu cuerpo ni con el aspecto que tiene; si tu compañero te dice que estás atractiva, créelo.
- Recuerda que existen alternativas a la copulación. Los besos y las caricias pueden provocar gran excitación.

Cuando decidas tener relaciones sexuales, toma precauciones si no quieres volver a quedarte embarazada inmediatamente. Puedes quedar embarazada *antes* de volver a tener la menstruación. El siguiente apartado habla del control de la natalidad; léelo. Recuerda también que debes hablar con tu médico sobre métodos anticonceptivos.

INFORMACIÓN BREVE

Si antes del embarazo llevabas un diafragma o capuchón cervical, será necesario que te lo recoloquen después del parto. El cérvix de una mujer suele variar de tamaño después de tener un hijo, por lo que tales instrumentos pueden no encajar bien o no funcionar eficazmente después del nacimiento del niño.

CONTROL DE LA NATALIDAD DESPUÉS DEL EMBARAZO

La contracepción después del nacimiento de tu hijo puede ser importante, por lo que probablemente quieras considerar todas las opciones. La mayoría de las mujeres empiezan a ovular entre las seis y las ocho semanas después de dar a luz si no dan el pecho. (Dar el pecho suele retrasar la ovulación y la menstruación algunos meses, aunque la ovulación se produce *antes* de tener la menstruación.) Si practicas el sexo sin protección cuando estás ovulando, puedes volver a quedarte embarazada.

Sabemos que dar de mamar es, en cierta medida, una protección contra el embarazo; sin embargo, ¡*no* constituye en sí mismo un método eficaz de control de la natalidad! Si estás dando de mamar a tu bebé, es importante que adoptes métodos anticonceptivos si no quieres quedarte embarazada de nuevo.

Si no quieres tener otro bebé antes de lo previsto es importante que hables de las distintas opciones para controlar el embarazo con tu pareja y con el doctor que te ha atendido en el hospital o bien en la revisión de las seis semanas después del parto.

CONTRACEPCIÓN SI ESTÁS DANDO DE MAMAR

Piensa en usar algún sistema contraceptivo si no quieres un embarazo sorpresa. Hay muchos para elegir, incluso si estás dando el pecho. Si quieres usar un método que no requiera prescripción médica ni procedimientos facultativos tienes al alcance los preservativos, las espumas y los geles espermicidas. De cualquier forma, tales métodos no son tan fiables como los prescritos por el médico.

Las opciones contraceptivas más fiables para una madre que da el pecho son:

- los diafragmas,
- las pastillas anticonceptivas, llamadas *minipíldoras* (contienen la hormona progesterona y son seguras tanto para la madre como para el bebé),
- Depo-Provera, una inyección de hormonas que se administra cada tres meses,
- un DIU (dispositivo intrauterino),
- una inyección mensual para controlar el embarazo,
- Norplant, unas pequeñas varillas que contienen una hormona (progesterona) y que se colocan en el brazo justo por debajo de la piel.

Si no utilizas algún método anticonceptivo mientras das el pecho, te arriesgas a quedar embarazada. La mayoría de mujeres no tienen la menstruación mientras dan de mamar durante los seis primeros meses; sin embargo, no siempre es así. Y cuanto más tiempo estés dando el pecho, mayor es la posibilidad de que puedas ovular y quedarte embarazada. ¡Es un error pensar que por no tener la menstruación no puedes quedarte embarazada!

CONTRACEPCIÓN SI ALIMENTAS AL BEBÉ CON BIBERÓN

Las opciones contraceptivas para una madre que alimenta a su hijo con biberón son las mismas que las mencionadas anteriormente, con una excepción. Si no das el pecho, utiliza las píldoras anticonceptivas *regulares* para el control del embarazo en vez de las minipíldoras.

Habla de tus opciones con tu médico mientras todavía estés en el hospital o bien en la visita de las seis semanas después del parto. Elige una vez hayas considerado todas las posibilidades.

INFORMACIÓN BREVE

Puedes volver a quedarte embarazada antes de tener la menstruación. Casi todas las mujeres empiezan a ovular entre seis y ocho semanas después de dar a luz, si no dan el pecho. Cuando tienes el primer período, ¡*ya* has ovulado!

VER EL TEMA EN PERSPECTIVA

Las cuestiones que hemos tratado en este capítulo son, para muchas mujeres, motivos de inquietud a los cuales deben hacer frente cada día. Muchos de ellos son temporales y no interfieren demasiado en la vida de la mujer con su bebé. La clave para tratar dichos asuntos durante el período de recuperación es relajarse. Todas estas cuestiones resultan más fáciles de tratar si la mujer no les añade su propio estrés.

Capítulo 4

¡Es hora de comer, pequeño!

Alimentar a tu bebé es una de las cosas más importantes que haces por él. La nutrición que tu hijo recibe de ti le da el impulso inicial en la vida que necesita para crecer y desarrollarse, y pasar así de la infancia a la edad adulta. También para *ti* es importante comer de forma sana si estás dando de mamar.

Quizá tengas dudas sobre qué es lo más correcto tanto para ti como para el bebé. Lee este capítulo, puesto que trata el tema de la alimentación a pecho y con biberón. Habla con otras madres. Cuanta más información tengas, menos te costará tomar decisiones sobre este importante aspecto del cuidado de tu bebé.

DAR DE COMER A UN RECIÉN NACIDO

Cuando un bebé está hambriento, muestra unos claros signos de hambre, entre ellos armar escándalo, ponerse las manos en la boca y girar la cabeza y abrir la boca cuando se le toca la mejilla. La mayoría de los recién nacidos comen cada tres o cuatro horas; algunos comen incluso cada dos horas.

Puedes dar de comer a tu hijo a intervalos regulares para ayudarle a que se acostumbre a un horario. O quizá prefieras dejar que sea él quien establezca su propio horario: algunos bebés necesitan comer más a menudo que otros. A veces el bebé necesita comer con más frecuencia de lo habitual, especialmente durante los períodos de crecimiento. Normalmente, quien mejor puede juzgar qué cantidad necesita el bebé en cada toma es él mismo. Éste suele apartarse del pezón (materno o del biberón) cuando se siente lleno.

Algunas personas te sugerirán que, de tanto en tanto, le des agua en lugar de leche, ya sea materna o preparada. Para saber si esto es una buena idea para tu bebé deberás tener en cuenta muchas cosas, entre las que se incluye el peso del niño, cómo está evolucionando y si tiene hambre o sed. Habla con el pediatra antes de darle agua.

INFORMACIÓN BREVE

Es posible que el doctor te sugiera que sigas tomando la vitamina prenatal si le das a tu bebé el pecho. Ésta constituye un aporte extra de hierro y ácido fólico. Algunas mujeres toman vitaminas prenatales durante el primer año de vida del bebé.

Es una buena idea hacer eructar al bebé después de cada toma; algunos bebés necesitan incluso que se les haga eructar durante la misma toma. Hay varias formas de hacer eructar a un bebé, como por ejemplo apoyarlo encima de tu hombro o sentarlo en tu regazo y frotarle o darle suaves palmaditas en la espalda. Es aconsejable ponerse una toalla sobre el hombro o, como mínimo, dejar una a mano por si acaso el bebé vomita. Si el bebé no eructa, no intentes forzarlo.

Los bebés suelen escupir algo de leche después de las tomas. Esto es habitual durante los primeros meses porque el músculo de la parte superior del estómago todavía no está bien desarrollado. Cuando el bebé escupe tanto como para expulsar varios centímetros del contenido del estómago, lo que hace es *vomitar*. Si tu bebé vomita después de una toma, no le vuelvas a dar de comer inmediatamente. Probablemente tenga el estómago revuelto; lo más acertado es esperar hasta la siguiente toma.

INFORMACIÓN BREVE

La leche materna protege al bebé de muchas infecciones; la incidencia de infección de oído es significativamente menor en los bebés que han mamado hasta más allá del cuarto mes.

¿LACTANCIA NATURAL O ARTIFICIAL?

Si puedes dar de mamar, ésta es la mejor forma de alimentar a un bebé. La leche materna contiene todos los nutrientes que un bebé necesita. Se digiere con facilidad. Ciertos estudios han demostrado que los bebés que han ingerido leche materna presentan tasas de infección más bajas gracias al contenido inmunológico de dicho alimento. Mamar da al bebé seguridad, y dar de mamar provoca en la madre sentimientos de autoestima. A pesar de todo, si existen razones por las cuales no puedes amamantarlo u optas por no dar el pecho, estate tranquila, puesto que los bebés que toman leche preparada también se desarrollan correctamente.

Aunque no des de mamar a tu hijo, no le vas a causar daño alguno. No te sientas culpable si eliges alimentarlo con biberón.

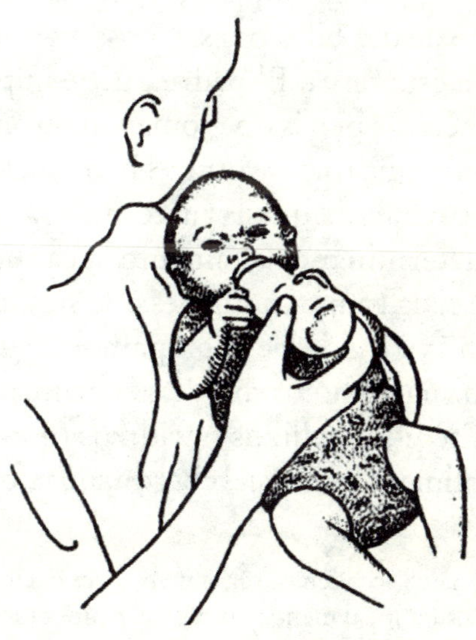

A veces no es posible dar de mamar debido a cierta condición física o a otros problemas. Otras veces la mujer elige no dar el pecho debido a sus muchas ocupaciones, como por ejemplo un trabajo o tener otros niños a quienes cuidar. Un bebé puede recibir todo el amor, atención y alimentos necesarios aunque no sea posible darle de mamar.

INFORMACIÓN BREVE

Hay más mujeres que optan por alimentar a sus bebés con biberón (el doble, aproximadamente) que darles el pecho.*

LA LACTANCIA ARTIFICIAL COMO UNA OPCIÓN

Algunas mujeres creen que si eligen no dar el pecho, no son unas buenas madres. Sin embargo, las estadísticas dicen que hay más mujeres que eligen alimentar a sus bebés con biberón que darles el pecho. Sabemos que un bebé puede recibir una buena nutrición tomando sólo biberones.

La lactancia artificial tiene una serie de ventajas que pueden pasar inadvertidas. Algunas mujeres disfrutan de la libertad que les otorga el hecho de dar biberones. Otros miembros de la familia pueden ayudar en esta tarea. El padre puede implicarse más en el cuidado de su bebé. Los bebés que toman biberones suelen aguantar más tiempo entre una toma y otra; el bebé suele digerir más lentamente la leche preparada que la materna. Dar un biberón también te permite determinar exactamente la cantidad de leche que ingiere el bebé en cada toma. Los bebés que se alimentan con biberón toman entre 57 y 76 g de leche preparada en una toma y suelen comer cada tres o cuatro horas durante el primer mes.

Quizás hayas tenido mellizos o trillizos (o incluso más); estos bebés suelen ser alimentados con biberón, puesto que dar el pecho

* En España la estadística viene a ser la inversa, es decir, dos de cada tres optan por dar el pecho a su hijo, al menos durante el primer mes de vida. (*N. de la t.*)

a varios niños es más difícil y resulta agotador. Si tienes más de un bebé, hay varias formas de darles el alimento que necesitan. Véase también el apartado de la pág. 90 que trata de cómo dar el pecho a más de un niño.

INFORMACIÓN BREVE

Hay mujeres que se sienten culpables si no dan el pecho. A pesar de ello, sólo una de cada cinco mujeres da el pecho más allá de la cuarta semana después del nacimiento de su hijo.

Si alimentas a tu hijo con biberón, aquí tienes algunas sugerencias que te ayudarán a que todo transcurra sin problemas y de forma positiva para ti y para el bebé:

- Lávate las manos antes de preparar la leche.
- Limpia minuciosamente todo el equipo antes de usarlo.
- Comprueba la fecha de caducidad de la leche preparada.
- Si preparas la leche o los biberones con antelación, guárdalos en la nevera.
- Tira la leche preparada que te sobre.
- Desecha las tetillas de los biberones que se hayan quedado duras o rígidas.
- Cuando encuentres un tipo de leche que le guste al bebé, utiliza sólo ése.

Ciertos estudios demuestran que es mejor dar al bebé la leche en un biberón angular. Este diseño hace que la tetilla se mantenga llena de leche, lo que significa que el bebé ingiere menos aire. Tragar aire le provocará malestar. Un biberón angular también hace que el bebé se ponga derecho para beber. Cuando bebe tumbado, la leche puede introducirse en la trompa de Eustaquio y causar una infección de oído.

UNIRSE CON UN BEBÉ QUE TOMA BIBERÓN

Algunos padres tienen miedo de que el hecho de alimentar al bebé con biberón no favorezca la creación de un vínculo con él; creen que no se producirá una unión entre ellos y su hijo. Hay muchas formas en las que puedes unirte al bebé. Ciertos estudios han demostrado que llevar al niño pegado a tu cuerpo en un soporte tipo cabestrillo favorece el proceso de unión. Esto es magnífico, puesto que así los papás también pueden unirse con su hijo.

También hay ciertas formas de dar el biberón al niño que ayudan a crear un vínculo más próximo entre éste y su padre o su madre. Prueba las siguientes sugerencias:

- Acurruca al bebé junto a ti cuando le des de comer.
- Mírale a los ojos y háblale.
- Calienta la leche a la temperatura corporal colocando el biberón lleno debajo de un chorro de agua caliente. De todos modos, no está demostrado que dar al bebé leche fría sea perjudicial para éste.
- Aparta el biberón de la boca del bebé para dejarle descansar. Normalmente un bebé tarda diez minutos o más en acabarse la toma.
- No dejes al bebé solo con el biberón. Nunca apuntales un biberón para que el bebé lo vaya succionando.
- Nunca pongas a un bebé en la cuna con un biberón.

TIPOS DE PREPARADOS PARA BEBÉS

Hay muchos tipos distintos de preparados para bebés. Para la mayoría de niños son adecuados los preparados a base de leche; sin embargo, los hay que necesitan fórmulas especializadas. He aquí algunos tipos de leche que ofrece el mercado en la actualidad:

- Preparado a base de leche y sin lactosa para bebés con problemas digestivos por intolerancia a la lactosa, como malestar, gases y diarrea.

- Preparados a base de soja y sin lactosa para bebés con alergia a la leche de vaca o intolerancia a la misma.
- Preparado proteínico hipoalergénico, fácil de digerir y sin lactosa para bebés con cólicos u otros síntomas de alergia a la proteína de la leche.

La American Academy of Pediatrics recomienda dar al bebé preparados reforzados con hierro durante el primer año de vida. Los preparados reforzados con hierro aseguran una ingestión adecuada de hierro.

LA LACTANCIA NATURAL COMO TU OTRA OPCIÓN

Son muchas las mujeres que optan por dar de mamar a sus bebés. Es una forma sana de alimentar al niño y ayuda a crear una estrecha unión entre éste y la madre. Lo normal es que puedas empezar a dar de mamar a tu pequeño después de una hora, o incluso antes, del nacimiento. Esto proporciona al bebé el *calostro*, la primera leche que producen tus pechos. El calostro ayuda a impulsar el sistema inmunológico del bebé. Dar de mamar también hace que tu glándula pituitaria libere oxitocina, la hormona responsable de que tu útero se contraiga para que la hemorragia sea mínima.

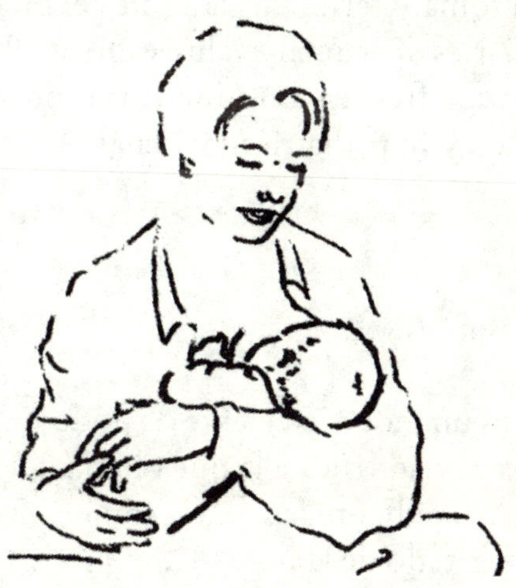

No te desanimes si tienes dificultades la primera vez que intentas dar de mamar a tu bebé. Tardarás algún tiempo en descubrir qué es lo que mejor os va a ambos. Sujeta al bebé de forma que pueda alcanzar tu seno fácilmente mientras mama. Aguántalo junto a tu pecho o túmbate en la cama. El bebé debe poder introducir el pezón entero en la boca, de forma que sus encías cubran la aréola. No podrá succionar bien si tu pezón sólo está parcialmente dentro de su boca.

INFORMACIÓN BREVE

Cuando das de mamar, tu cuerpo produce entre 0,5 y 0,8 l de leche al día, motivo por el cual debes mantener tu ingestión de líquidos. Bebe un vaso de agua cada vez que te sientes a dar el pecho.

DAR DE MAMAR A MÁS DE UN BEBÉ

Si has tenido más de un bebé, deberías poder darles de mamar a todos. Quizá te parezca casi imposible; sin embargo, muchas madres lo han hecho. Puedes exprimirte los pechos, dividir la leche entre tus bebés y utilizar leche preparada como suplemento. También puedes dar de mamar a tus pequeños durante un corto espacio de tiempo en cada toma y terminar dándoles el biberón. O quizá prefieras intentar darles de mamar exclusivamente. Está demostrado que dar el pecho con frecuencia estimula la producción de leche. Habla con tu médico y tu pediatra sobre cuál es la mejor solución para ti y tus bebés.

UNIRSE CON UN BEBÉ QUE MAMA

Dar de mamar es un modo excelente de poder unirse con el bebé gracias a la proximidad física a la que obliga. De todos modos, existen otras formas mediante las que la mujer puede unirse con su bebé. Véase el apartado de la pág. 162.

INFORMACIÓN BREVE

La mujer que da el pecho suele perder peso antes que la mujer que alimenta a su bebé con biberón e ingiere menos calorías.

BENEFICIOS DE LA LACTANCIA NATURAL

Dar de mamar tiene muchos beneficios. Uno es la presencia en la leche materna de ADH. El ADH (ácido docosahexaenoico) es el principal ácido graso estructural que interviene en la formación de la retina del ojo y de la sustancia gris del cerebro. Durante el embarazo, el bebé recibe este importante elemento a través de la placenta. Después del nacimiento, la leche materna sigue aportando al bebé ADH. ¿Por qué es importante para el bebé? Ciertos estudios han demostrado que el bebé cuya dieta contiene ADH puede tener un CI (coeficiente intelectual) más elevado y un desarrollo visual mayor que el bebé alimentado con leche preparada; este tipo de leche no contiene, por el momento, ADH.

Otro beneficio es que es casi imposible que un bebé sea alérgico a la leche de su madre; mamar puede evitar las alergias lácteas. Esto es importante si hay un historial de alergias en tu familia o en la familia de tu pareja. Cuanto más tiempo mama un bebé, menos probabilidades tiene de estar expuesto a sustancias que puedan causarle problemas de alergia.

INFORMACIÓN BREVE

Dar de mamar a tu hijo durante las cuatro primeras semanas le aporta la mayor parte de su protección y provoca en ti una segregación de hormonas muy beneficiosa para que puedas recuperarte del parto.

Numerosas investigaciones han demostrado que la leche materna aporta muchos beneficios. A continuación se incluye una lista con más razones importantes para dar de mamar a tu bebé:

- La leche materna ofrece protección contra las infecciones. Mamar puede ayudar a prevenir la diarrea en los niños y puede inhibir el crecimiento de las bacterias causantes de infecciones del tracto urinario.
- Al bebé suelen salirle los dientes definitivos más rectos.
- El riesgo de padecer cáncer de pecho es inferior en aquellas mujeres que dieron de mamar a su bebé.
- Mamar puede disminuir el riesgo de que el niño desarrolle más adelante diabetes juvenil, linfoma y la enfermedad de Crohn.
- A las mujeres que dan de mamar suele costarles menos perder peso después de dar a luz.

INFORMACIÓN BREVE

Las mujeres que dan de mamar a sus bebés tienen una incidencia menor de cáncer de mama.

DESVENTAJAS DE LA LACTANCIA NATURAL

Dar de mamar tiene algunas desventajas. Una es que ata a la mujer completamente al bebé; la mujer debe estar disponible cuando su bebé tiene hambre. Los otros miembros de la familia pueden sentirse excluidos a menos que puedan dar al bebé biberones de leche materna extraída previamente.

La madre que da de mamar debe prestar una cuidadosa atención a su dieta, tanto para ingerir ciertos alimentos como para evitar comidas y sustancias que puedan pasar a su leche y causar problemas al bebé. La mayoría de las sustancias que comes o bebes (o tomas oralmente, como los medicamentos) pueden pasar a tu bebé a través de la leche. Algunos de los alimentos ante los que puede reaccionar el bebé cuando tú los has ingerido son las comidas picantes, el chocolate y la cafeína. Presta atención a lo que comes y bebes durante el tiempo que des de mamar.

INFORMACIÓN BREVE

Con el *reflejo de eyección [la bajada de la leche]* (lo que significa que la leche afluye a tus conductos mamarios), tus pezones gotearán leche cuando tu bebé —o cualquier otro bebé que tengas cerca— llore. ¡No te olvides de ponerte discos absorbentes en los pechos!

CONSEJOS PARA EMPEZAR

No siempre resulta fácil empezar a dar de mamar, aunque pienses que debería ser la cosa más natural del mundo. (¡Lo es, aunque requiere práctica!) A continuación se incluyen algunos consejos útiles:

- Relájate en algún lugar cómodo antes de empezar. Haz de ello una experiencia tranquila.
- Procura que el bebé esté cómodo. Comprueba que esté seco y abrigado.
- Ayuda al bebé a unirse con tu pecho. Haz rozar tu pezón sobre sus labios. Cuando abra la boca, pon el pezón y tanta parte de la aréola como puedas dentro de ella. Deberías sentir que tira del pecho mientras succiona sin hacerte daño.
- Si sientes dolor, desengancha al bebé introduciendo un dedo tuyo por la esquina de su boca y tirando de él con suavidad para que deje de succionar.
- No tengas prisa: el bebé necesita tiempo para mamar. A un bebé le cuesta más mamar que tomarse un biberón. Tardará, al menos, entre veinte y veinticinco minutos.

CÓMO TE AFECTA LA LACTANCIA NATURAL

Mientras estés dando el pecho, cuídate bien. Mantén la ingestión de líquidos. No hagas régimen. Todos los nutrientes que recibe tu bebé al mamar dependen de la calidad y la cantidad de los alimentos que tú comes. El período de lactancia exige de tu cuerpo mucho más que el embarazo. ¡Tu cuerpo quema hasta 1.000 calorías al día sólo para producir leche!

Mientras des de mamar, come unas 500 calorías extra al día para asegurar una ingestión calórica adecuada.

INFORMACIÓN BREVE

Come de forma sana mientras estés dando el pecho. Evita la comida basura y los alimentos con un escaso contenido en calorías. Come proteínas, productos lácteos y carbohidratos complejos, y bebe muchos líquidos.

SIGNOS DE ALARMA EN LA MADRE QUE AMAMANTA

Es necesario que te cuides más de lo normal mientras das de mamar. A continuación hay una lista de signos que podrían indicar que tienes un problema. Si sufres alguno de estos síntomas, llama a tu médico inmediatamente:

- fiebre o escalofríos,
- fatiga extrema y dolores en el cuerpo, como si tuvieras la gripe,
- dolor ardiente en uno o los dos pechos,
- rayas rojas en los pechos,
- zonas grumosas en los pechos,
- sensación de calor en cualquiera de los pechos,
- pechos hinchados, lo cual impide al bebé «engancharse» al pezón,
- pezones doloridos, agrietados o sangrantes,
- fluir incorrecto de la leche,
- poco flujo de leche,
- sentimientos de depresión o de tristeza extrema.

> **ADVERTENCIA**
>
> Si crees que tu bebé no está ingiriendo suficiente leche, llama al pediatra. Él o ella te dirán lo que debes observar para determinar qué cantidad de leche está tomando el niño.

SIGNOS DE ALARMA EN EL BEBÉ

Casi con toda seguridad, dar de mamar se convertirá en una agradable actividad rutinaria tanto para ti como para el bebé y, probablemente, éste crecerá y se desarrollará a base de leche materna. También se pueden observar en el bebé signos de alarma. Si tu bebé sufre alguno de los enumerados a continuación, llama al pediatra:

- El bebé no se despierta o no permanece despierto el tiempo suficiente para mamar.
- El bebé se pone pesado después de mamar y no puedes calmarlo dándole otra vez de mamar.
- El bebé moja menos de seis pañales al día.
- El bebé hace de vientre menos de dos veces al día.
- El bebé tiene signos de ictericia, como por ejemplo un color amarillento en la piel o los ojos.

> **INFORMACIÓN BREVE**
>
> La consistencia de la leche materna pasa de aguada a densa a medida que el bebé mama. Cuando empieces una toma, procura dar al bebé al principio el pecho del que mamó la vez anterior.

TU PRODUCCIÓN DE LECHE

A muchas mujeres les preocupa no tener leche suficiente para alimentar a su bebé. No es un problema frecuente. Con algo de práctica y mucha paciencia, casi todas las mujeres pueden dar de mamar a sus hijos. Si quieres que tu bebé beba leche materna cuando no estés presente para darle de mamar, puedes «extraerla». Usa un sacaleches (manual, eléctrico o a pilas) para extraer leche de tus pechos.

Tardarás un rato en extraerte la leche, quizás entre diez y treinta minutos, dependiendo del tipo de sacaleches que utilices. Los eléctricos funcionan mejor; se pueden alquilar en tiendas de suministros médicos. Probablemente deberás extraerte leche entre una y cuatro veces al día (el tiempo aproximado que tardarías en dar de mamar al niño). Busca un lugar privado y confortable en el que puedas relajarte lo suficiente como para que se produzca la bajada de la leche.

INFORMACIÓN BREVE

Si congelas la leche materna, no la descongeles en el microondas. Las radiaciones pueden destruir sustancias de la leche que ayudan al bebé a protegerse de las infecciones.

CONSERVAR LA LECHE MATERNA

Guarda la leche una vez la hayas extraído. Para conservar la leche materna de forma segura hay que seguir algunos pasos:

- Pon la leche extraída en un recipiente limpio.
- Pon una etiqueta en el recipiente indicando la fecha y la cantidad de leche que contiene.
- La leche materna se puede guardar en la nevera o en el congelador. No es necesario refrigerarla inmediatamente; se conserva fresca hasta cuatro horas a una temperatura de 25 °C aproximadamente y hasta veinticuatro horas a 15 °C. Aunque se pueda mantener la leche fresca a temperatura ambiente durante algunas horas, es mejor refrigerarla lo antes posible. La leche se conserva fresca en la nevera hasta setenta y dos horas.

- También puedes congelar la leche materna. En el congelador de la nevera aguanta seis meses y en uno más potente (–29 °C) hasta doce meses. Llena sólo tres cuartas partes del recipiente para permitir la expansión de la leche al congelarse. Congélala en pequeñas cantidades, como de 56 a 112 ml, puesto que así se descongelará antes.

Puedes combinar leche materna fresca con leche materna congelada. Primero, enfría la leche materna fresca (la que acabas de extraerte) antes de combinarla con la que has descongelado. La proporción de leche descongelada debe ser mayor que la de leche fresca. ¡Nunca congeles de nuevo leche materna descongelada!

Hay varias formas de descongelar la leche materna sin que pierda su alta calidad:

- Pon el recipiente con la leche congelada dentro de otro recipiente con agua caliente durante treinta minutos o pon el recipiente congelado debajo del grifo del agua caliente.
- No pongas en el microondas la leche materna, puesto que puede alterar su composición.
- Agita el recipiente para mezclar la grasa que se pueda haber separado durante la descongelación.
- Da al niño la leche descongelada inmediatamente, o guárdala en la nevera no más de veinticuatro horas.

Si puedes, no des al bebé leche preparada. Tu producción de leche viene dada por la demanda del bebé. Los bebés que maman comen cada dos o tres horas durante sus primeras semanas de vida. Si parte de las veces das al bebé biberones de leche preparada, éste no te pedirá tu leche y tu cuerpo disminuirá su producción.

INFORMACIÓN BREVE

Aunque sufras una infección mamaria mientras das el pecho, tu leche será buena. No le hará daño alguno al bebé.

PROBLEMAS FRECUENTES DE LA LACTANCIA NATURAL

La leche materna se hace más abundante entre dos y seis días después del nacimiento, cuando pasa de calostro a leche madura. Es posible que tus pechos se congestionen y te duelan durante veinticuatro o treinta y seis horas. Durante este tiempo, sigue dando de mamar a tu pequeño, aunque te duelan los pechos. Utiliza un sujetador que te aguante bien los pechos y aplícate compresas frías en los mismos durante cortos períodos de tiempo. Toma acetaminofeno (Tylenol) si el dolor es severo, pero no tomes nada más fuerte a menos que te lo prescriba el médico.

Poco después de que tu hijo empiece a mamar, notarás un hormigueo o calambres en los pechos, lo que significará que la leche está afluyendo a los conductos mamarios. Esto sucede varias veces durante la toma. A veces, el niño se atraganta un poco cuando la leche llega demasiado deprisa.

DOLOR EN LOS PEZONES

Es posible que te duelan los pezones cuando empieces a dar el pecho a tu bebé. Si éste no se pone el pezón entero en la boca al mamar, sus mandíbulas lo comprimirán y te dolerá. Sin embargo, es bueno saber que el dolor en los pezones raramente dura más de un par de días. Sigue dando de mamar aunque te duelan los pezones.

Existen otros métodos para aliviar este dolor. Las protecciones para pezones, las cuales se llevan por dentro del sujetador, entre éste y el pezón, proporcionan cierto alivio. Evitan que la tela del sujetador roce la piel sensible del pezón. Ponerse una crema suave en los pezones también ayuda a calmar las molestias. Pregúntale al farmacéutico o al médico qué productos puedes ponerte mientras das de mamar.

INFECCIONES DE MAMAS

Puedes sufrir una infección en los pechos, o *mastitis*, mientras das de mamar. Unas largas rayas rojas que se extienden por el pecho hacia la axila, abultamientos duros y dolorosos en la mama y fiebre u otros síntomas parecidos a los de la gripe suelen indicar una infección de mamas. Llama al médico inmediatamente; una infección puede provocar la aparición de fiebre entre cuatro y ocho horas después de la aparición de las rayas rojas. El tratamiento médico precoz puede mejorar los síntomas e incluso resolver la infección en un plazo de veinticuatro horas.

Aplica una compresa caliente sobre el área afectada o introduce el pecho en agua caliente. Al mismo tiempo que extraes la leche o das de mamar, masajea el área dolorida. Si además de tener dolor en el pecho desarrollas unos síntomas parecidos a los de la gripe, llama al médico. Quizás haya que iniciar un tratamiento antibiótico. Necesitarás hacer reposo en cama; cada una o dos horas deberás vaciar el pecho infectado exprimiéndolo o bien dando de mamar al bebé. Si no se trata, una infección mamaria puede desembocar en un absceso. Éste es muy doloroso y normalmente hay que abrirlo y drenarlo.

Hay varias cosas que puedes hacer para ayudar a prevenir las infecciones en los pechos. Come bien y descansa mucho para que tu sistema inmunitario funcione eficazmente. No lleves sujetadores ajustados, y menos aún sujetadores con aros, puesto que pueden bloquear el flujo de leche y causar una infección. Vacíate los pechos a intervalos regulares para evitar que se congestionen. Después de cada toma o cada vez que extraigas leche de los pechos, deja que los pezones se sequen al aire libre durante unos minutos.

No dejes de dar de mamar a tu hijo aunque sufras una infección mamaria. Al parar, la infección suele empeorar. Esto sucede porque todavía produces leche. Si dejas de amamantar, tus pechos se congestionan y duelen aún más.

OBTURACIÓN DE LOS CONDUCTOS LACTÍFEROS

Otra situación que puedes padecer al dar de mamar es tener algún *conducto lactífero obturado*, lo cual impide que la leche fluya libremente. Esto provoca dolor en ciertas áreas del pecho después de dar de mamar. Cuando un conducto se obtura no se vuelve rojo y la mujer no tiene fiebre.

Un conducto obturado no suele requerir tratamiento. Normalmente se desbloquea por sí mismo si la mujer sigue dando el pecho con frecuencia. La aplicación de compresas calientes sobre el área afectada ayuda a aliviar el dolor y también a abrir el conducto. También puedes tomar acetaminofeno para el dolor.

RESFRIADOS Y VIRUS

Si tienes un resfriado u otro virus, puedes seguir dando de mamar. Si estás tomando antibiótico, puedes dar de mamar si la medicación es compatible con dicha acción. Pregunta a tu médico o farmacéutico si deberías evitar alguno de los medicamentos indicados para ti mientras das de mamar. No te olvides de preguntárselo *antes* de empezar a tomar el medicamento.

ADVERTENCIA

Quizá creas que los medicamentos que se venden sin receta son aptos para todo el mundo; a pesar de ello llama a tu pediatra *antes* de tomar cualquier medicación, sobre todo si estás dando de mamar.

MEDICAMENTOS QUE PUEDES TOMAR

Ten cuidado con los medicamentos que tomas mientras das de mamar. Aunque en muchos casos medicarte sea lo más adecuado para ti, es posible que tenga efectos negativos en el bebé.

Medícate *sólo* cuando realmente lo necesites. Pregunta a tu médico por la dosis más pequeña posible. Habla con tu farmacéutico, tu obsetra/ginecólogo y con el pediatra para saber si puedes tomar cierto medicamento mientras estés dando el pecho. Entérate de los posibles efectos que puede producir en el bebé para que puedas estar al tanto de los mismos. Si es posible, pospón el tratamiento.

Si empiezas a medicarte justo al terminar de dar de mamar, el medicamento producirá un efecto insignificante en el bebé. Si cierto medicamento pudiera tener efectos graves en tu hijo, tienes la opción de darle biberones el tiempo que debas tomar dicho medicamento. Puedes hacerte con una reserva de leche materna extrayéndote leche de los senos y conservándola hasta que la necesites.

EVITA COMER CACAHUETES

Estudios recientes indican que la mujer que da de mamar debería evitar comer cacahuetes y otros productos derivados. Si un niño tiene predisposición a sufrir alergia al cacahuete, la exposición a través de la leche materna durante la lactancia puede desencadenar dicha alergia, la cual en algunas personas resulta muy peligrosa. Las proteínas del cacahuete pasan a la leche materna y de ésta al bebé.

INFORMACIÓN BREVE

No pasa nada si de vez en cuando bebes un vaso de vino o una cerveza; simplemente no te excedas. Puedes darte este placer aunque estés amamantando a tu hijo. Toma la bebida alcohólica *justo después* de dar el pecho para que tu cuerpo pueda metabolizar el alcohol antes de la siguiente toma. Una cantidad pequeña de alcohol desaparece del cuerpo antes de transcurridas tres horas de su consumo.

COSAS QUE OCURREN CON LA LACTANCIA NATURAL

DAR DE MAMAR EN PÚBLICO

A algunas mujeres les incomoda dar de mamar a su hijo en público. En muchos países, dar de mamar en público forma parte natural de la vida. Si no te sientes cómoda amamantando a tu hijo en un lugar concurrido, entra en el lavabo de señoras o en un salón de descanso y dale de mamar allí. Mira cada caso en sí mismo: pronto verás lo cómoda que te sientes dando de mamar a tu bebé fuera de casa.

FRECUENCIA CON LA QUE MAMA EL BEBÉ

Quizá no estés preparada para la frecuencia con la que tu hijo quiere (y necesita) comer las primeras semanas después de nacer. Quizá te preguntes si vale la pena seguir. Relájate y sé paciente. Tu pequeño tardará cierto tiempo en establecer la periodicidad de sus comidas. Hacia el final de la segunda o la tercera semana, probablemente ya habrá determinado una periodicidad y dormirá más entre una toma y otra.

EVITA LOS BIBERONES SIEMPRE QUE SEA POSIBLE

Es mejor evitar dar biberones al bebé para complementar la lactancia natural durante el primer mes por dos razones. El niño puede llegar a preferir el biberón (cuesta menos de succionar) y tus pechos pueden dejar de producir suficiente leche.

¿HASTA CUÁNDO DEBO DAR DE MAMAR A MI HIJO?

Para que el bebé adquiera la máxima protección y para que en ti se produzca la segregación de hormonas más beneficiosa para poder recuperarte después del parto lo mejor es amamantar al bebé durante sus primeras cuatro semanas de vida. De todos modos, el bebé se beneficiará de mamar durante los seis primeros meses; se nutrirá de un modo excelente y adquirirá protección contra la enfermedad.

Después de los seis meses, la nutrición y la protección ya no son aspectos tan críticos para el bebé. Si sólo puedes darle de mamar durante un corto período de tiempo, no pasa nada. Intenta aguantar seis meses o, como mínimo, cuatro semanas.

DAR DE MAMAR EN EL TRABAJO O FUERA DE CASA

Puedes seguir dando de mamar a tu hijo después de haberte reincorporado al trabajo. Si sólo le das el pecho, tendrás que extraerte leche o arreglártelas para ver al niño durante el día. También puedes darle de mamar en casa y alimentarlo con biberones de leche preparada cuando estés fuera.

Quizá necesites separarte del bebé durante algunos días mientras todavía estés dándole de mamar. Si es así, probablemente tendrás que extraerte leche los días que estés fuera. Si no lo haces, seguramente tendrás molestias porque tus pechos seguirán llenándose de leche. Llévate un sacaleches y tira la leche después de extraerla.

ROPA QUE PUEDES LLEVAR PARA DAR DE MAMAR

Si estás dando de mamar, te resultará muy cómodo llevar un sujetador especial para la lactancia. Tiene unas ventanas que se abren en forma de copa de tal manera que puedes dar el pecho sin tener que desvestirte. También proporciona una buena sujeción a tus dilatados senos.

También hay otras prendas especiales para madres que dan el pecho. Muchos camisones de dormir, vestidos y blusas tienen discretas aberturas para los pechos para que no tengas que desvestirte a la hora de dar de mamar a tu hijo. Puedes cobijarte dentro de tu chaqueta, desabrocharte la abertura del sujetador y poner al bebé en tu pecho sin que nadie se dé cuenta. Si te cubres ligeramente el hombro y la cabeza del bebé con una toalla o una mantita, aún quedarás más protegida.

Una capa para dar de mamar todavía te proporcionará más privacidad. Consiste en un gran trozo cuadrado de tela con una abertura para la cabeza en el centro. La madre mete la cabeza por el agujero de forma que el resto de tela le cubra el pecho y la espalda, así como también al niño que mama. ¡Sin toallas que se escurren de los hombros!

SI TIENES UNA ENFERMEDAD CRÓNICA

Algunas madres que dan de mamar tienen problemas médicos específicos de los que no se pueden olvidar. Si padeces una enfermedad crónica, quizá debas incorporar ciertos cambios en tu dieta, en el uso de la medicación o en tus actividades diarias. Habla del tema con tu médico *antes* de hacer cualquier cambio.

DAR DE MAMAR TRAS HABER SUFRIDO UNA OPERACIÓN EN LOS PECHOS

Muchas mujeres que se han agrandado los pechos mediante intervenciones quirúrgicas pueden dar de mamar sin problemas. Habla con tu médico si llevas implantes de silicona o si te preocupa la seguridad del proceso.

Si has sufrido una reducción quirúrgica de pechos, también deberías poder dar de mamar. Esta operación puede dar como resultado una disminución en la producción de leche aunque, por lo general, se sigue produciendo la suficiente para alimentar a un bebé en pleno crecimiento.

RECIBIR AYUDA DE LA FAMILIA

Tu pareja también puede seguir sintiéndose parte de la familia cuando des de mamar al pequeño. Una manera de ayudarte es levantarse por la noche para traerte al niño o cambiarle los pañales. También puede darle un biberón de leche materna. Puedes incluir también a otros miembros de la familia, como a los hermanos mayores, dejándoles que cojan o hagan eructar al bebé después de comer. Si te extraes la leche, un niño mayor podrá dársela con el biberón.

ALTERNAR LOS PECHOS DURANTE LA TOMA

Es una buena idea cambiar de pecho mientras das de mamar, pero espera a que el bebé termine con uno antes de pasar al otro. A la siguiente toma, pon al bebé en el pecho del que mamó la última vez. Esto ayuda a mantener ambos pechos estimulados. Si el bebé sólo quiere mamar de un pecho en cada toma, haz que mame del otro en la siguiente.

SI NECESITAS AYUDA PARA DAR DE MAMAR

Si tienes problemas, muchos hospitales cuentan con especialistas en el tema dispuestos a ayudarte. También podrán darte referencias en este sentido las personas que trabajan en la consulta de tu médico. Asimismo, puedes buscar en la guía telefónica el número de la delegación local de la Liga de La Leche (LLL),* una organización que promueve la lactancia. En dicho grupo encontrarás gente que te aconseje y anime. Acudir a un encuentro de esta organización es también una forma estupenda de conocer a otras madres de bebés.

DESTETAR AL NIÑO

Cuando decidas interrumpir la lactancia, puedes abandonarla gradualmente o bien cortar por lo sano. Ambas formas tienen sus ventajas. Si quieres hacerlo de forma gradual, dale un biberón cada dos tomas u ofrécele biberones durante el día y dale de mamar sólo por la noche. Antiguamente, se daba medicación para detener la producción de leche, pero actualmente ya no se hace. Si dejas de darle el pecho de repente, quizá te pases alguna noche en vela oyendo el llanto de tu hijo y sufras molestias provocadas por la congestión de tus pechos. Sin embargo, este método es más rápido.

Algunas mujeres dan de mamar a sus hijos hasta que vuelven al trabajo. Otras les dan de mamar durante todo el primer año. Depende de la situación de cada una y de su deseo, ¡y de cuándo le salen los dientes al bebé!

---

* La LLL es un organismo internacional con implantación en más de la mitad de las comunidades autónomas españolas. Es miembro del Consejo de Organizaciones No Gubernamentales de la UNICEF. Liga de la Leche, tel.: 91 663 99 46. Se puede obtener información relacionada con los Grupos de lactancia en <http://www.terra. es/personal7/alba-lac.mat>. (*N. de la t.*)

Capítulo 5

Comer bien para recuperar la forma

Después de dar a luz, una de las primeras preocupaciones de la mujer suele ser recuperar la figura que tenía antes del embarazo. Algunas mujeres creen equivocadamente que pueden recuperar antes la forma física y tener un mejor aspecto si llevan a cabo una dieta «de choque», reduciendo las calorías para perder el peso que han ganado durante el embarazo. A pesar de que pueda parecer una buena idea, no lo es. El cuerpo de la mujer necesita tiempo para recuperarse de la dura experiencia de nueve meses de duración que acaba de finalizar.

Ganar peso durante el embarazo es algo normal y esperado. Aunque no des de mamar, tu cuerpo acumula más grasa de lo normal para prepararse para este importante evento. La naturaleza también sabe que la mujer que se convierte en madre de un bebé necesita energía extra y que para poder hacer frente a las muchas exigencias de la maternidad debe contar con esa grasa que su cuerpo ha ganado durante el embarazo. Consumir menos calorías no ayuda a la mujer a cumplir con tales exigencias.

Come de forma nutritiva, desarrolla y sigue un programa de ejercicios y ¡hazte a la idea de que vas a tardar cierto tiempo en recuperar tu figura! En la pág. 109 empieza un apartado que da algunos consejos útiles sobre nutrición.

RECUPERAR LA FORMA

Dos datos importantes sobre el hecho de recuperar la forma después del embarazo:

1. Tu cuerpo ha tardado nueve meses en cambiar. Acepta el hecho de que necesitarás cierto tiempo para volver a estar en forma.
2. Necesitarás hacer ejercicio para que tu cuerpo recupere su forma.

Opciones alimentarias para recuperar la figura

- No hagas dietas estrictas —aunque no des de mamar—. Tu cuerpo necesita una dieta equilibrada para poder tener energía.
- Bebe muchos líquidos, sobre todo agua.
- Evita la comida basura y los alimentos sin contenido calórico. Come proteínas, carbohidratos complejos y productos lácteos.
- Si estás dando de mamar, necesitas ingerir unas 500 calorías extra al día para poder producir leche.

Conocimientos sobre ejercicio físico

- Habla con tu médico *antes* de empezar un programa de ejercicios. Si te han hecho una cesárea o has tenido complicaciones en el parto, probablemente debas tomar unas precauciones especiales.
- Sé inteligente con respecto al ejercicio físico. No te fuerces demasiado.
- Haz una actividad que te guste y puedas aguantar.
- Empieza con un ejercicio suave y poco a poco ve progresando hacia un programa más intenso.
- Haz los ejercicios de Kegel para aumentar la fuerza del suelo pélvico (véase el capítulo 6, pág. 125). Los ejercicios de Kegel también ayudan a solucionar la incontinencia.
- No te compares con otras mujeres, ni siquiera por lo que respecta al embarazo.
- Procura entender (y aceptar) el hecho de que tu cuerpo puede haber cambiado de forma como resultado del embarazo.
- Hacer ejercicio puede mejorar la depresión posparto (melancolía de la maternidad).
- Trabaja con otra mujer que sea madre de un recién nacido. Esto será emocionalmente positivo para ambas, puesto que podréis apoyaros cuando os canséis y cuando veáis los cambios que han sufrido vuestros cuerpos y porque ninguna de las dos podrá permitirse el lujo de perder el tiempo.
- Si empieza a aburrirte el ejercicio que haces, introduce cambios. Prueba una rutina nueva. Hazlo en otro lugar o a otra hora del día.
- Lleva ropa y calzado adecuado. Si tienes molestias en los pechos, te irá muy bien llevar un sujetador deportivo.

> ## ADVERTENCIA
>
> Llama a tu médico si tienes algún problema con el plan de nutrición. Debes comer bien, aunque quizá desees también perder peso. Si a pesar del ejercicio que haces y de la dieta sana que comes no pierdes peso, posiblemente debas acudir a un especialista en nutrición.

RECUPERAR LA LÍNEA

Sigue un plan de alimentación nutritivo, como el que seguiste durante el embarazo. Sigue comiendo alimentos ricos en carbohidratos complejos, como cereales, frutas y vegetales. Las carnes magras, el pollo y el pescado son buenas fuentes de proteínas. Elige productos lácteos bajos en grasa o desnatados.

Consume una variedad de alimentos que te aporte los nutrientes que necesitas. Come dichos productos de la forma más cercana posible a su estado natural. No es necesario que hagas tres grandes comidas al día; quizá prefieras repartir tu ingestión diaria en cinco o seis pequeñas comidas. Comer poco muchas veces te ayuda a mantener estables los niveles energéticos. Otra sugerencia es comer una combinación de proteínas, carbohidratos y una pequeña

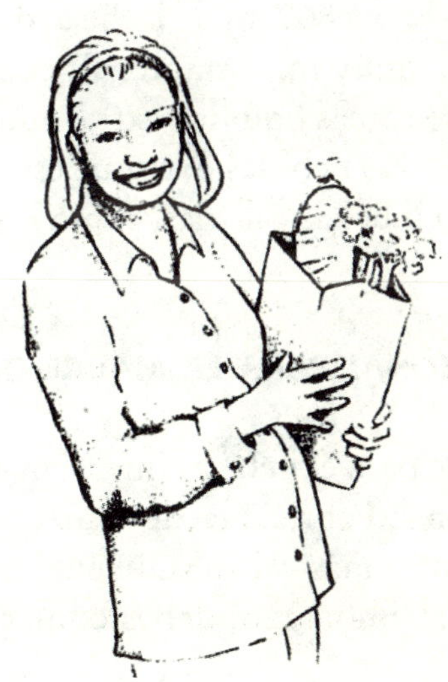

cantidad de grasas en cada comida. Esto ayuda a mantener alto el nivel de azúcar en sangre.

Si alimentas a tu bebé con biberón, necesitas ingerir menos calorías de las que necesitarías tomar si le dieras de mamar. No recortes drásticamente tu ingestión calórica con la esperanza de perder peso rápidamente. Todavía debes comer de forma nutritiva para mantener unos buenos niveles de energía. Procura que las calorías que consumes no procedan de alimentos basura.

Hemos incluido información sobre el tipo y la cantidad de alimento que puede comer diariamente tanto la madre que da de mamar como la que alimenta a su hijo con biberón. En las págs. 115 y 116 encontrarás dos ejemplos de menús diarios. Elige 9 porciones del grupo pan/cereal/pasta/arroz si estás dando de mamar y 6 porciones si das biberones. Las mujeres que dan de mamar deberían tomar 4 porciones de fruta y las que dan biberones sólo 3. Come 5 porciones de vegetales si das el pecho y 3 si no lo das. Come 3 porciones del grupo de productos lácteos si estás amamantando y 2 si no es así. La dieta de la mujer que da de mamar debe incluir una cantidad de proteínas de 230 g, y la de la mujer que da biberones de 175 g. Ten un cuidado especial con las grasas, aceites y azúcares; limita su consumo a 4 cucharaditas si estás amamantando y a 3 si no es así.

Mientras estés dando de mamar, bebe muchos líquidos. Tu cuerpo produce entre 570 y 860 ml de leche al día, por lo que tu ingestión de líquidos es muy importante. Tu cuerpo obtendrá líquido de donde sea; si no tomas líquidos extra, puedes deshidratarte. Bebe mucha agua u otras bebidas para que esto no ocurra, pero evita las que contengan muchas calorías, como los refrescos.

PLAN NUTRICIONAL PARA LA MADRE QUE DA DE MAMAR

Lo mismo que para el bebé es bueno mamar, para ti puede ser bueno dar de mamar. Fabricar leche es un trabajo arduo; tu cuerpo responde quemando más calorías, lo cual te ayuda a perder peso antes. Como en el embarazo, debes comer por dos, ¡pero no el doble!

Comer una dieta equilibrada mientras se está dando de mamar ayuda a mantener los niveles de energía y una buena salud física. Es posible que tu médico te recomiende seguir tomando las vitaminas prenatales, ricas en hierro y ácido fólico. Durante este importante período, tu cuerpo puede usar estos nutrientes extra. Algunas mujeres los toman durante el primer año de vida del niño.

INFORMACIÓN BREVE

Vigila el consumo de cafeína. Puede tener más efecto en el bebé del que te imaginas.

Es posible que necesites un suplemento de hierro, especialmente si has perdido mucha sangre durante el parto. Pregunta a tu médico al respecto antes de abandonar el hospital. A pesar de que no necesites tomar un suplemento de hierro, es una buena idea seguir tomando alimentos ricos en dicho mineral para favorecer un buen estado de salud. Entre los alimentos ricos en hierro está incluida la carne, el hígado, los vegetales de hoja verde, como las espinacas, la col y las acelgas, las judías secas, la fruta deshidratada y los productos integrales.

Otras vitaminas y minerales que también necesitas son: calcio, zinc, magnesio, ácido fólico, vitamina B_6 y vitamina D. El calcio es necesario para mantener los huesos fuertes. Puedes obtener calcio de los productos lácteos (elige los productos bajos en grasas, si es necesario) y de los productos enriquecidos con calcio, como el zumo de naranja. El zinc, importante para la cicatrización de las heridas y para tener un sistema inmunitario fuerte, se encuentra en ciertos mariscos, en la carne de buey y en la carne más oscura del pollo y del pavo. El magnesio es esencial para los músculos y los huesos; entre las fuentes más importantes de este mineral se incluyen los cereales integrales, las espinacas, las lentejas, las patatas blancas y la calabaza de invierno.

El ácido fólico, actualmente añadido a muchos alimentos en Estados Unidos, es necesario para conservar la buena salud de las células sanguíneas. Las lentejas, las espinacas, el brócoli, el zumo de naranja y distintos tipos de judías son fuentes excelentes de dicho elemento. La vitamina B_6 ayuda al cuerpo a metabolizar los alimentos, así como a mantener el funcionamiento del sistema nervioso central. Se encuentra abundantemente en el pollo, el pescado, el cerdo y algunos tipos de judías. La vitamina D es indispensable para la correcta absorción del calcio. La mejor fuente es la leche.

INFORMACIÓN BREVE

Si el bebé que mama tiene cólicos, puede afectarle la dieta de su madre. Si tu hijo tiene problemas con ciertos alimentos de los que comes, evítalos durante un tiempo. Quizá quieras volver a probarlos cuando el sistema digestivo del bebé haya madurado.

ALIMENTOS QUE HAY QUE EVITAR MIENTRAS SE DA DE MAMAR

Probablemente has oído alguna vez que alguna de las cosas que comes puede causarle problemas al bebé. Esto es cierto. También es cierto que puedes ingerir otras sustancias, como medicamentos, que provoquen también alteraciones en tu hijo si le das el pecho. Es un buen consejo pensar en la frase: «todo lo que como pasa a mi leche, y de ésta a mi bebé». Si no estás segura de si puedes o no comer cierto alimento o tomar cierta sustancia, sobre todo medicamentos de cualquier tipo, llama a tu médico antes de ingerirlo.

Muchas mujeres preguntan si pueden tomar cafeína y alcohol. Se sabe que ambas sustancias pasan a la leche materna, por lo que se debe tener precaución a la hora de ingerir alimentos o bebidas que las contengan.

CAFEÍNA

La cafeína pasa a la leche materna, pero sólo en pequeñas cantidades. Si ingieres cantidades moderadas, como dos o tres tazas de

café al día, probablemente tu bebé no se verá en absoluto afectado.
Si lo notaras alborotado o vieras que le cuesta dormir, reduce gradualmente tu ingestión de cafeína y observa si hay diferencias.

ALCOHOL

Si limitas tu ingestión, puedes tomar una bebida alcohólica de
vez en cuando aunque estés dando de mamar. El alcohol pasa a la
leche materna muy rápidamente, aunque también desaparece de
la misma muy rápidamente.

Beber demasiado alcohol puede afectar al bebé y a la producción de leche de la mujer. Puede volver al bebé letárgico e inhibir la
producción de leche de la madre.

CHOCOLATE Y OTROS ALIMENTOS

Quizás hayas oído decir a alguien que ciertos alimentos, como el
chocolate o las comidas picantes o especiadas, pueden afectar al bebé
que mama. Esto puede ser cierto; depende de la madre y del niño.
Hay bebés a quienes no les afectan los alimentos que sus madres comen. Otros, sin embargo, tienen gases o se alborotan cuando la madre ingiere ciertas comidas. Tendrás que experimentar y ver qué pasa.

Si notas a tu hijo excesivamente alborotado después de comer
comida mexicana o india, por ejemplo, procura no volver a probar-
la hasta que no hayas destetado al niño. O deja transcurrir algún
tiempo antes de volver a comerla. Evita los cacahuetes y otros productos derivados. Véase el capítulo 4, pág. 101.

¿PUEDEN SER LOS CÓLICOS RESULTADO DE LOS ALIMENTOS QUE COMES?

Ciertos estudios han demostrado que la dieta de la madre que
da de mamar puede influir en el hecho de que el bebé tenga cólicos.
(Véase el apartado de la pág. 151 para más información sobre los

cólicos.) A pesar de que las causas del cólico son desconocidas por el momento, se cree desde hace tiempo que hay alimentos que contribuyen al problema.

Se han realizado diversos estudios en los que madres que amamantan han dejado constancia de su dieta por escrito, así como de la correspondiente excitabilidad de sus bebés. Después de comer coliflor, berza, brócoli, leche de vaca, cebollas y chocolate, sus bebés presentaban más síntomas de tener un cólico.

En estos momentos no recomendamos evitar alimento alguno para prevenir el cólico, pero aconsejamos que la mujer esté al tanto de si hay alimentos que alteran a su hijo. Si tu hijo tiene problemas después de ingerir tú alguno de los alimentos citados anteriormente, puedes restringir o evitar su consumo durante la lactancia.

ALERGIAS DEL BEBÉ A CIERTOS ALIMENTOS

Algunos bebés reaccionan a un alimento concreto presente en la dieta de su madre. Los alimentos que más comúnmente provocan problemas son la leche de vaca y otros productos lácteos. Si sospechas que tu hijo puede ser alérgico a los productos lácteos que consumes, elimínalos de tu dieta durante un par de semanas. Los síntomas pueden tardar bastante tiempo en mejorar.

Si debes excluir algún alimento importante de tu plan dietético, como los productos lácteos, pide consejo a un nutricionista. Tu médico también te puede ayudar en estos casos. Aunque el alimento que debas eliminar sea muy importante para ti, posiblemente otros alimentos puedan compensar su carencia.

MENÚS PARA MADRES QUE DAN DE MAMAR Y PARA MADRES QUE NO DAN DE MAMAR

A continuación incluimos una serie de menús tanto para madres que dan de mamar como para madres que alimentan a su hijo con biberón. Ambos planes diarios contienen una selección de alimentos nutritivos extraídos de los grupos de alimentos que la mujer necesita durante este importante período. La cantidad de comida de estos menús es para una mujer cuyo peso antes del embarazo era de unos 58 kg.

Si no das de mamar

La nutrición diaria de la madre que da biberones a su hijo es distinta de la de la mujer que da de mamar. No necesitas consumir tantas calorías ni tu ingestión de líquidos debe ser tan elevada.

Desayuno

½ bollo inglés tostado
1 cucharadita de mantequilla
115 g de yogur natural

Tentempié de media mañana

½ taza de melocotones, frescos o en conserva en agua
115 ml de leche desnatada
1 barrita de cereales

Comida

2 tazas de ensalada
2 cucharaditas de aderezo ligero
2 rebanadas de pan
1 loncha de queso bajo en grasa
1 pieza de fruta, como una manzana o una pera

Tentempié de media tarde

1 tostada
115 ml de leche desnatada
1 pieza pequeña de fruta

Cena

1 pechuga de pollo pequeña
½ taza de verduras frescas salteadas
1 rebanada de pan integral de trigo
tomates cortados a rodajas
1 vaso de agua

Tentempié

1 taza de cacao light soluble
1 galleta

SI DAS DE MAMAR

La nutrición de la madre que da de mamar debe ser de gran calidad, ¡pero también debe ser buena para el paladar! Los alimentos enumerados a continuación te aportarán los nutrientes que necesitas para poder fabricar leche y tener energía.

Desayuno

1 huevo revuelto o escalfado
2 tostadas
1 cucharadita de margarina
½ pomelo o melón
230 ml de leche desnatada

Tentempié de media mañana

1 taza de té
1 taza de uvas
2 galletas

Comida

2 tazas de ensalada
2 cucharaditas de aderezo ligero
2 rebanadas de pan
1 loncha de queso bajo en grasa
1 pieza de fruta, como una manzana o una pera
230 ml de agua

Tentempié de media tarde

1 rebanada de pan de pasas tostado
1 cucharadita de margarina
½ taza de requesón bajo en grasa
½ taza de fruta

Cena

1 pechuga de pollo pequeña
1 taza y media de verduras frescas salteadas
⅔ taza de arroz integral
tomates cortados en rodajas
230 ml de agua

Tentempié

115 g de yogur natural
4 galletas pequeñas

Capítulo 6

Hacer ejercicio
para recuperar la forma física

Una de las preguntas que hacen las mujeres con más frecuencia después de que nazca su hijo es: «¿Cuándo podré empezar a hacer ejercicio?». Después de pasarse meses viendo cambiar su cuerpo de forma irremediable, muchas mujeres quieren volver a estar en forma lo antes posible. Quieren que su cuerpo recupere su figura y al cabo de poco tiempo de nacer su hijo ya se sienten impacientes por empezar a hacer ejercicio. El ejercicio puede ser muy importante para hacer que te sientas mejor y para levantarte el ánimo. Además, mejora la circulación, favorece la cicatrización y disminuye los dolores. Hay muchas cosas que puedes hacer para recuperar tu forma física.

Empieza por hacer simples ejercicios isométricos inmediatamente después del parto. Practica apretando los músculos del vientre. Cuando vayas al lavabo, contrae los músculos del suelo pélvico y los abdominales; un buen entrenamiento consiste en soltar y detener el flujo de la orina. Incluso estar sentada puede ser un ejercicio: siéntate erguida en una silla y aprieta los músculos del suelo pélvico y los abdominales. Apoya firmemente los pies en el suelo. Alinea caderas y hombros mientras colocas tu espalda recta en la silla. Abre los hombros y alarga el cuello. Mantén la cabeza alta.

> **INFORMACIÓN BREVE**
>
> No te creas las ilustraciones y los cuentos sobre mujeres que salen del hospital con la ropa que llevaban antes de quedarse embarazadas. ¡En la realidad esto no pasa!

Cuando ya te hayas repuesto, aunque sigas todavía en el hospital, puedes hacer otro tipo de ejercicios, pero sólo si no has sufrido complicaciones durante el embarazo o el parto que te impidan estar activa. Cuando te sientas capaz, levántate y camina por el hospital. Estira con suavidad las piernas y los brazos, lo cual te sentará muy bien después de dar a luz. Durante el parto has usado y tensado muchos músculos para empujar; si cuando estés repuesta los estiras, los aflojarás y aliviarás cierta tensión.

Otros ejercicios que puedes hacer son: estiramientos de las piernas, rotaciones de cuello y de hombros, subir y bajar los hombros y hacer movimientos circulares con los pies y los tobillos. Pregunta a tu médico o a las enfermeras que te atienden si puedes hacer estos ejercicios. Una vez repuesta, puedes empezar un programa simple de estiramientos, si es que no hay contraindicación alguna. Si has hecho yoga anteriormente, ahora te vendrá bien practicar alguno de los estiramientos más suaves.

Hacer ejercicio favorece tu sensación de bienestar. Si durante el embarazo has hecho ejercicio de forma regular, no te costará seguir con muchos de esos ejercicios. Probablemente tu cuerpo sigue estando en buena condición física y por eso puedes empezar a trabajar después del parto y aumentar el grado de intensidad un poco más deprisa. Una advertencia: no esperes salir del hospital con el tipo o la condición física que tenías antes de quedar embarazada. Deja que tu cuerpo y tu médico sean tu guía en cuanto a la cantidad e intensidad de ejercicio físico que puedes hacer. Los cambios producidos por el embarazo en tu sistema cardiovascular, los cuales afectan a tu capacidad para realizar esfuerzos, pueden durar hasta seis semanas después del parto.

Sé positiva. Muchas atletas han descubierto que su grado de condición física era mejor después del embarazo y de haber dado a luz. ¡No pierdas la esperanza!

Explica a tu médico cualquier plan que tengas para hacer ejercicio.
Es probable que tenga algún consejo que darte.
Una vez hayas obtenido el permiso del médico, empieza
lentamente y presta atención a cómo se siente tu cuerpo.
No te fuerces: tienes mucho tiempo para ir poniéndote fuerte.

HACER EJERCICIO DESPUÉS DE UNA CESÁREA

Si has tenido un parto por cesárea, hacer ejercicio es muy importante. En el hospital, probablemente te pedirán que tosas y que hagas respiraciones profundas para que tus pulmones se mantengan despejados. Mueve los dedos de los pies para favorecer la circulación. Posiblemente caminar no te resulte fácil al principio, pero te ayudará a minimizar la probabilidad de desarrollar coágulos sanguíneos. Habla con el médico antes de iniciar una rutina regular de ejercicio o un programa de ejercicios.

INFORMACIÓN BREVE

Si haces ejercicio de forma regular, a pesar del tiempo u otro tipo de interrupciones que puedas sufrir, alcanzarás con éxito tu objetivo de volver a estar en forma.

Después de un parto por cesárea se tarda más en recuperar la forma del vientre que después de un parto vaginal. Deberás esperar hasta después de la revisión de las seis semanas para empezar a hacer ejercicios de vientre o abdominales. Antes de la cuarta semana, deberías poder volver a llevar a cabo un programa regular de ejercicio. Tardarás más, no obstante, en poder realizar actividades que requieran esfuerzos extremos, como correr o levantar pesos grandes. Alcanzarás la total recuperación transcurridos varios meses.

Si tienes dolor, si tus pérdidas de sangre aumentan de forma significativa o si sufres alguna otra complicación, escucha a tu cuerpo. Estos problemas pueden estar indicándote que todavía no estás totalmente recuperada y que probablemente necesites aflojar el nivel o intensidad de tus ejercicios.

> **ADVERTENCIA**
>
> Si tu pulso sobrepasa las 140 pulsaciones por minuto durante o después del ejercicio, o si te sientes mareada, habla con tu médico.

HACER EJERCICIO EN CASA

Una vez hayas regresado a casa, elige un tipo de ejercicio que te guste y hazlo de forma regular. Quizás encuentres que, a pesar de lo mucho que quieres hacer ejercicio, te resulta muy difícil introducirlo en tu ocupada agenda. Procura encontrar tiempo para ello; haz algún tipo de actividad aeróbica durante veinte o treinta minutos como mínimo, no menos de tres veces por semana (cinco veces por semana es mejor para recuperar antes la figura).

Caminar y nadar son actividades excelentes para recuperar la forma. Hay también actividades sin carga muy buenas, como montar en bicicleta estática o caminar al aire libre sobre una máquina estática (*stair stepper*).* Incluso poco después del parto puedes empezar a practicar algún tipo de ejercicio aeróbico suave, como por ejemplo aerobic suave de marcha o aerobic acuático. Si quieres hacer gimnasia acuática, es probable que tu médico te aconseje que te esperes hasta que tus pérdidas de sangre cesen por completo, lo cual suele ocurrir entre la tercera y la sexta semana.

Quizá quieras empezar a hacer ejercicios de potenciación con poco peso casi inmediatamente después de dar a luz. Utiliza pesos de 0,5 o de 1 kg para los ejercicios tanto de brazos como de piernas (para trabajar las piernas ponte el peso en los tobillos).

Ten cuidado de no empezar el programa de ejercicios demasiado pronto. No te canses excesivamente; procura descansar bien. Recuperar la forma física lleva tiempo. Al principio, es fácil desanimarse porque se quiere que los resultados sean inmediatos. Recuerda el dicho: «Tu cuerpo ha tardado nueve meses en estar como está». Y tardará cierto tiempo en volver a estar como tú quieres que esté.

---

* *Stair stepper*: máquina estática de caminar que tiene una barra lateral a cada lado para apoyarse. (*N. de la t.*)

No seas demasiado dura contigo misma y no esperes milagros. Necesitarás organizarte y perder algo de tiempo para encajar una rutina de ejercicio en tu ocupada y febril agenda, pero te sentirás feliz de haberlo hecho cuando veas los resultados positivos. ¡Y te sentirás también con más energías, que seguro que necesitarás ahora que tienes un nuevo bebé a quien cuidar!

INFORMACIÓN BREVE

Cuando hagas ejercicio, deja que tu cuerpo convaleciente te guíe en cuanto a la cantidad y el grado de intensidad que puedes aplicar a tu trabajo. Los cambios en tu sistema cardiovascular producidos por el embarazo se mantendrán durante algún tiempo y pueden afectar a tu capacidad para hacer ejercicio.

ASEGURAR EL ÉXITO

Hay ciertas cosas que puedes hacer para favorecer el éxito de tus esfuerzos. Para perder grasa, realiza algún tipo de actividad aeróbica, como montar en bicicleta, correr, nadar o asistir a clases de aerobic. Este tipo de ejercicios usa grupos musculares grandes, aumenta la frecuencia cardiaca y quema calorías, las cuales a su vez queman la grasa acumulada durante el embarazo en el cuerpo. Si puedes hacerlo durante veinte o cuarenta minutos entre tres y cinco veces por semana verás cómo tu cuerpo responde bastante deprisa.

Es posible que, si no te sientes en forma, te sientas cohibida cuando hagas ejercicio rodeada de otras personas. Busca una clase para mujeres que acaben de dar a luz o haz ejercicio con alguien que acabe de tener un bebé. Intenta ir al gimnasio cuando haya poca gente, como a última hora de la mañana o a primera hora de la tarde.

Si no puedes salir para hacer ejercicio, otra opción es comprar, alquilar o coger en préstamo de una biblioteca una cinta de vídeo de gimnasia. Hay muchas en el mercado específicas para mujeres que acaban de ser madres. También puedes buscar programas de gimnasia en la televisión, y hacerla mientras el bebé duerme o sus hermanos hacen la siesta.

INFORMACIÓN BREVE

Mientras intentas volver a adaptarte a una rutina de ejercicios, relájate. Posiblemente te llevará tiempo perder peso; también es posible que descubras que tu cuerpo ha modificado su figura como resultado del embarazo.

CONSEJOS PARA INICIAR TU PROGRAMA DE EJERCICIOS

Quizá quieras tener en cuenta las ideas que incluimos a continuación para planificar tu programa de ejercicios:

- Antes de hacer nada, no te olvides de decirle a tu doctor que quieres empezar un programa de ejercicios. Si has tenido un parto por cesárea, es importante saber que la incisión está bien cicatrizada y que tu cuerpo está preparado para hacer ejercicio.
- Haz algo que te guste. Elige un tipo de ejercicio que vayas a realizar de forma regular. Si aborreces correr, probablemente no sea acertado elegirlo como actividad aeróbica.
- Es posible que tu tiempo esté limitado; así pues, úsalo con inteligencia. Si tienes la oportunidad de hacer algo mientras el bebé duerme, hazlo.
- Haz la gimnasia cuando puedas. Probablemente te resulte más factible realizar 2 o 3 sesiones de diez minutos repartidas a lo largo del día que una sola de veinte o treinta minutos.
- Presta atención a tus necesidades nutricionales. No lleves a cabo dietas estrictas con el fin de perder peso rápidamente. Necesitas alimentarte bien para poder producir leche, si es que amamantas a tu bebé. E incluso aunque no lo hagas, tu cuerpo necesita energía para poder cuidar del bebé y de ti misma; así pues, no escatimes en comida. Come de forma nutritiva.

- Tu cuerpo ha sufrido cambios muy importantes, por lo que no debes ser demasiado dura contigo misma. Probablemente te costará perder peso y quizá descubras que tu tipo ha cambiado como consecuencia del embarazo. Deberás aceptar estos cambios, porque es probable que no puedas hacer mucho al respecto. Evita la báscula y controlar con frecuencia cuánto pesas. Por el contrario, deja que la ropa te guíe. Adáptala a tu cuerpo y comprueba cómo te sientes. Utiliza estas medidas para calibrar tus progresos.
- Haz ejercicio con una amiga, a ser posible con otra mamá como tú. Salid juntas a caminar o poneos de acuerdo para realizar algún otro tipo de actividad. Si es posible, llevaos a los bebés. Si sabes que otra persona depende de tu apoyo, es más fácil mantener el compromiso.
- Si ves que tu rutina empieza a aburrirte o te sientes muy cansada, intenta introducir cambios positivos. Prueba otra actividad. No la abandones, aunque te sientas exhausta; a veces el ejercicio aumenta tu nivel de energía y hace que te sientas menos cansada.
- Programa siempre un tiempo de calentamiento y un enfriamiento, tanto para hacer actividades aeróbicas como para realizar ejercicios de tonificación. Puedes calentar caminando enérgicamente o marchando sobre el mismo punto entre cinco y diez minutos. Cuando finalices tu actividad, enfríate haciendo estiramientos durante cinco minutos como mínimo.
- Bebe mucha agua. Empieza antes de iniciar el ejercicio y sigue hidratándote a lo largo de toda la sesión.

Antes de poner manos a la obra, probablemente necesitarás hacerte con ciertas cosas que facilitarán y harán más agradable tu entrenamiento. Si prestas atención a estos detalles antes de empezar, obtendrás de tu programa de ejercicios más diversión y mejores resultados:

- Lleva ropa adecuada. Las prendas deben ser cómodas y deben permitir a tu cuerpo «respirar».
- Usa un calzado que te ofrezca un buen apoyo.

• Si te pones sujetador para hacer deporte, tus aumentados y doloridos pechos estarán más protegidos.

INFORMACIÓN BREVE

La piel del vientre no puede fortalecerse, reafirmarse o volverse más tersa haciendo ejercicio. El ejercicio ayuda a potenciar los músculos subyacentes, pero no te devuelve la figura que tenías antes de quedar embarazada. Esto depende del tejido conectivo del abdomen, de la elasticidad de la piel y de la cantidad de grasa corporal que puedes acumular.

EJERCICIOS PARA TONIFICAR TU CUERPO

En este apartado encontrarás una serie de ejercicios tanto isométricos como isotónicos que te ayudarán a ponerte de nuevo en forma. Los ejercicios *isométricos* consisten en oponer un músculo o parte del cuerpo contra otra parte del cuerpo u objeto inamovible, como por ejemplo una pared, para llevar a cabo una acción de resistencia y estática a la vez. Estas actividades incluyen las acciones de apretar, tirar o empujar. Los ejercicios *isotónicos* tensan los músculos contra fuerzas pesadas u opuestas para así fortalecerlos. Levantar pesas está incluido dentro de este tipo de ejercicios.

Los ejercicios isométricos e isotónicos de este apartado te ayudarán a ganar o recuperar fuerza muscular. Es aconsejable realizar, además de este tipo de ejercicios, una actividad aeróbica para incrementar el metabolismo de tu cuerpo y poder quemar grasa.

Escoge los ejercicios que incidan sobre aquellas zonas del cuerpo que necesitas trabajar. Intenta hacerlos tres veces por semana como mínimo: practicar esos ejercicios cada dos días ayuda a tonificar la musculatura. Puedes alternar la actividad aeróbica y los ejercicios de tonificación haciendo un día unos y otro día otros.

Como verás, muchos de estos ejercicios son para tonificar el vientre. Como sabemos que ésta es una de las zonas que más preocupa a las madres que acaban de dar a luz, hemos incluido varios ejercicios de este tipo para que puedas elegir.

Ejercicios de Kegel

Estos ejercicios son unos de los más adecuados para fortalecer los músculos del suelo pélvico; ayudan a poner en forma los músculos vaginales después del parto. Se pueden hacer en cualquier parte y a cualquier hora. Aprieta y afloja los músculos bajos de la pelvis. Aprieta los músculos altos de la pelvis hasta llegar a los de más arriba. Continúa apretándolos mientras cuentas hasta 10 y luego relájalos lentamente. Repítelo tres o cuatro veces. Es adecuado para tonificar los músculos del suelo pélvico.

Otro ejercicio para fortalecer el suelo pélvico

Túmbate en el suelo sobre tu espalda. Pon los brazos rectos hacia los lados. Cruza una pierna sobre el tobillo de la contraria y aprieta las piernas una contra la otra. Mantén esta posición durante 4 segundos y luego relaja los músculos. Repítelo con las piernas cruzadas al revés. Hazlo seis veces por cada lado. Es adecuado para tonificar los músculos del suelo pélvico.

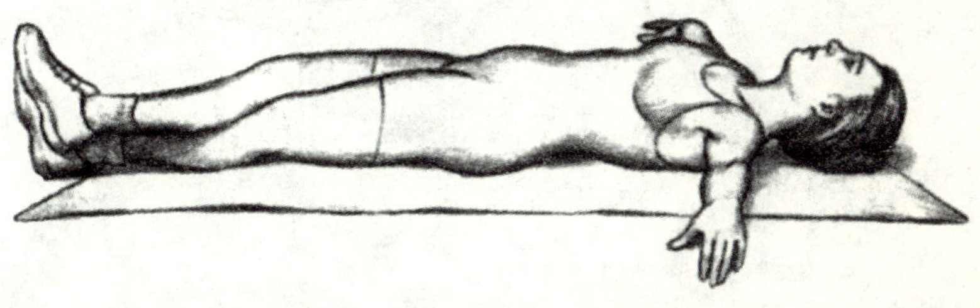

ESTIRAMIENTO DE LA PIERNA Y DE LA ESPALDA

Coloca una silla en la esquina de la habitación para que no se deslice cuando empujes contra ella. Pon el pie izquierdo sobre el asiento; si es necesario, apoya una mano en la pared para no caerte. Estira la pierna derecha por detrás de ti, eleva el pecho y arquéate hacia atrás. Gira los hombros e inclina el torso hacia la izquierda. Mantén la posición de 25 a 30 segundos. Haz tres estiramientos de cada lado. Haz este estiramiento antes de empezar a hacer los ejercicios abdominales. Es adecuado para tonificar los músculos de las piernas y la espalda.

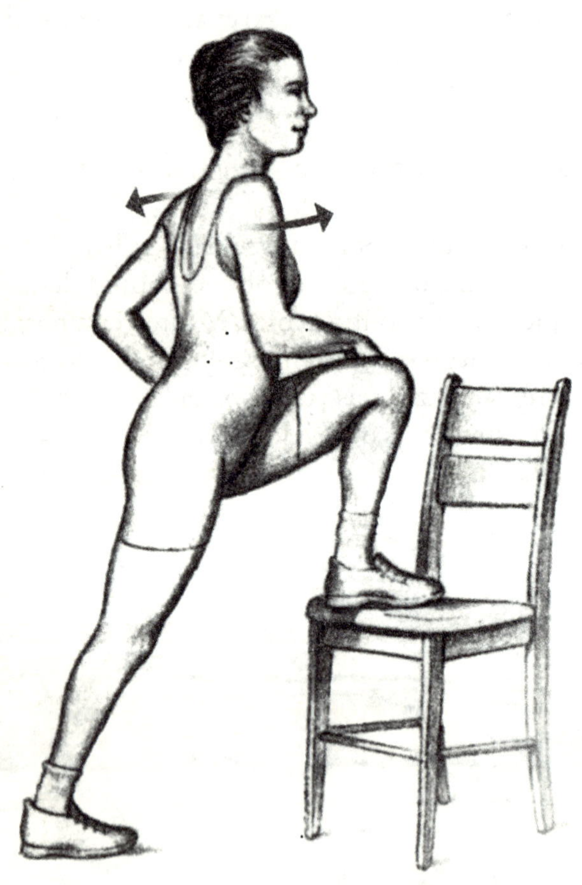

EJERCICIO PARA FORTALECER EL VIENTRE

Túmbate en el suelo. Eleva ambos pies unos 45 cm del suelo y dobla las rodillas en ángulo recto. Pon las manos debajo de las caderas para dar apoyo a la parte baja de la espalda. Levanta la cabeza ligeramente manteniendo los hombros y la parte alta de la espalda apoyados en el suelo. Acerca las rodillas a tu cara mientras mantienes los pies en alto. Utiliza los músculos abdominales para levantar las piernas; no empujes el suelo con los brazos. Mantén la posición mientras cuentas hasta 5. Repítelo tres veces al principio y aumenta hasta llegar a veinticinco. Es adecuado para tonificar los músculos del vientre.

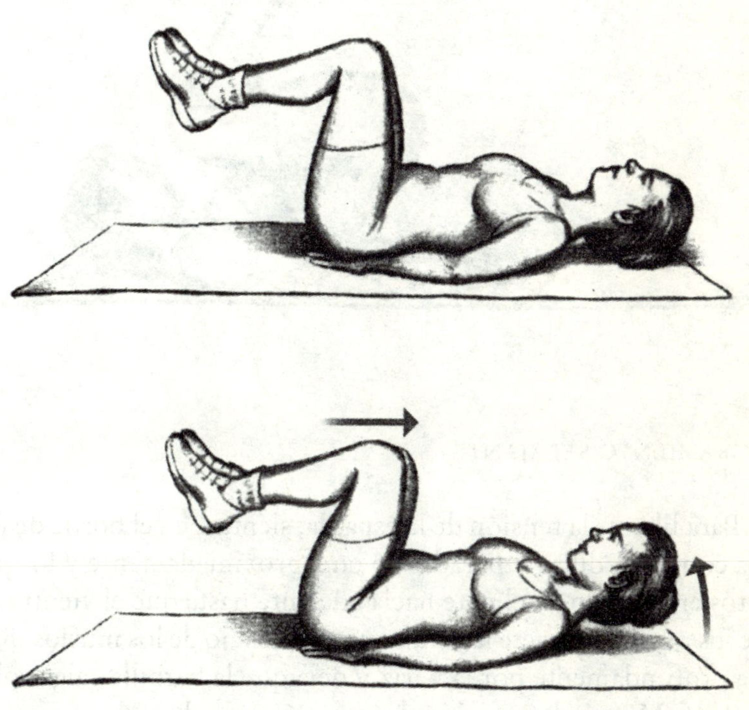

EJERCICIO PARA FORTALECER LA PARTE BAJA DEL VIENTRE

Túmbate de espaldas en el suelo con las manos a los lados. Cruza los tobillos manteniendo los pies juntos, dobla las rodillas y levanta las piernas de modo que formen un ángulo de 90°. Utilizando los abdominales bajos, y sin empujar con las manos, eleva las caderas varios centímetros del suelo, mantén esta posición y luego relaja. Procura repetirlo quince veces al día. Es adecuado para tonificar los músculos del vientre.

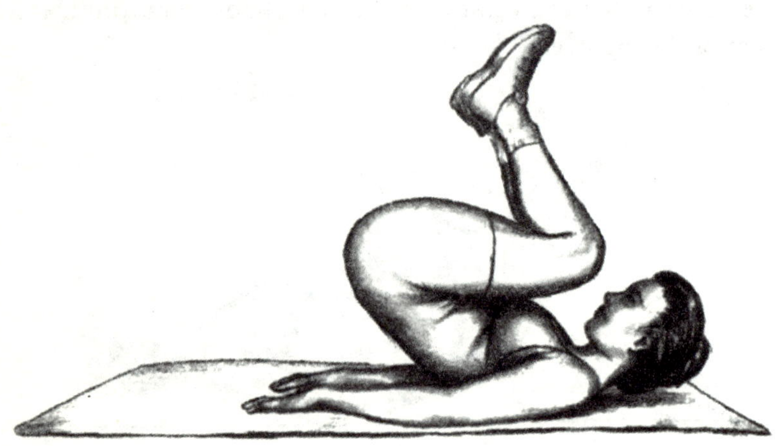

ESTIRAMIENTO RELAJANTE

Para liberar la tensión de la espalda, siéntate en el borde de una silla con las rodillas separadas 15 cm aproximadamente y los pies rectos en el suelo. Inclínate hacia adelante hasta que el vientre toque los muslos. Cógete las muñecas por debajo de los muslos. Respira profundamente por la nariz y deja que la barbilla caiga sobre el pecho. Mantén la posición durante 30 segundos y luego impúlsate para regresar a la posición de partida. Repítelo tres o cuatro veces. Es adecuado para relajar la tensión de los músculos de la espalda.

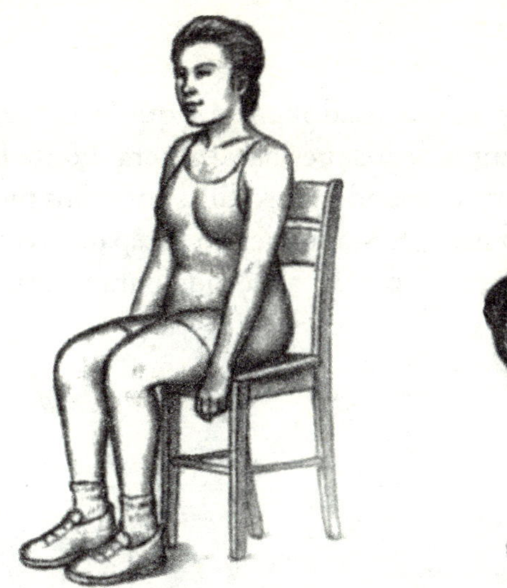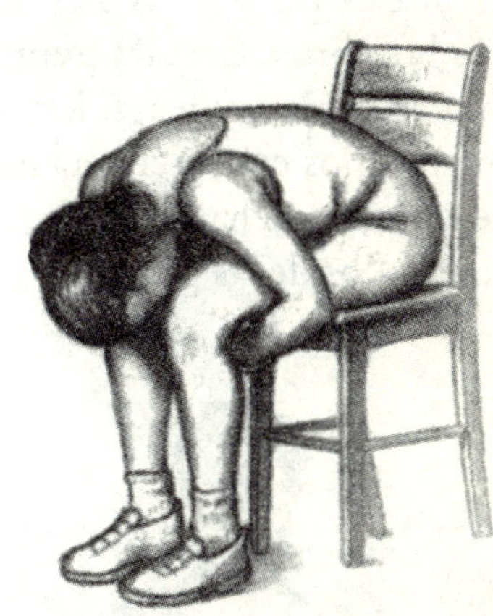

ESTIRAMIENTO DEL BRAZO Y DEL HOMBRO

Siéntate bien recta. Entrelaza los dedos de las manos por detrás de la cabeza con los codos hacia afuera. Inspira y lleva las manos entrelazadas, con los dedos todavía juntos, hacia el techo. Espira y coloca de nuevo las manos detrás de la cabeza. Repítelo cinco veces. Es adecuado para tonificar los músculos de los brazos y de los hombros.

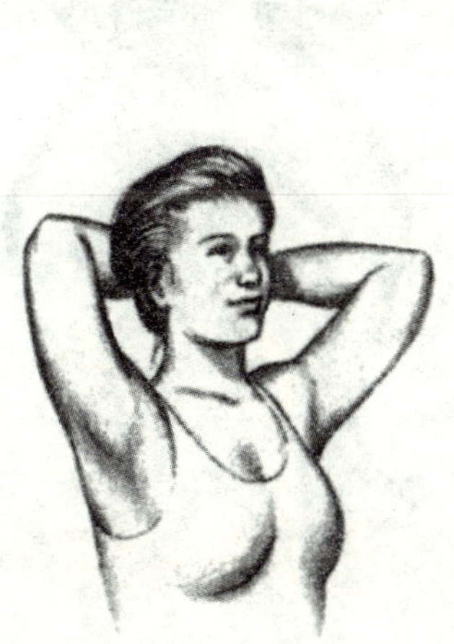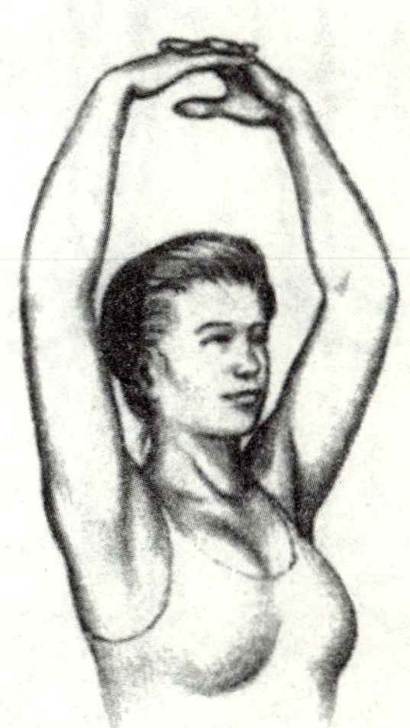

ESTIRAMIENTO DE LAS PIERNAS

Ponte de pie con los pies más separados entre sí que la anchura de tus hombros. Gira las puntas de los pies hacia afuera. Ponte las manos en la cintura y agáchate doblando las rodillas sobre los pies. Mantén la posición y cuenta hasta 3. Manteniendo la espalda recta, sube lentamente hasta quedarte de pie. Es adecuado para tonificar los músculos de las piernas.

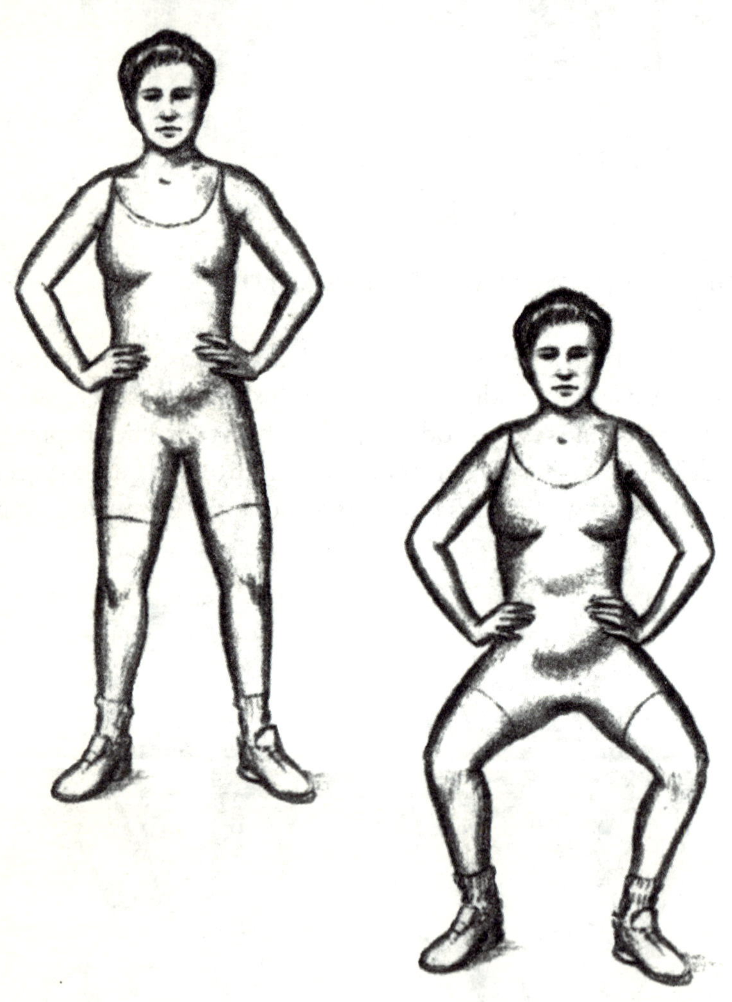

FLEXIONES INVERSAS (TAMBIÉN LLAMADAS ELEVACIONES DE LA PELVIS)

Túmbate de espaldas en el suelo con las rodillas colocadas de forma que apoyes toda la planta del pie en el suelo. Pon las manos a los lados manteniendo los hombros sobre el suelo. A la vez que aprietas los glúteos uno contra otro, eleva las caderas del suelo hasta que se pongan en línea recta con las rodillas y los hombros. Mantén la posición mientras cuentas hasta 5, baja luego lentamente hasta apoyar las caderas en el suelo. Repítelo cinco veces. Es adecuado para los músculos del vientre.

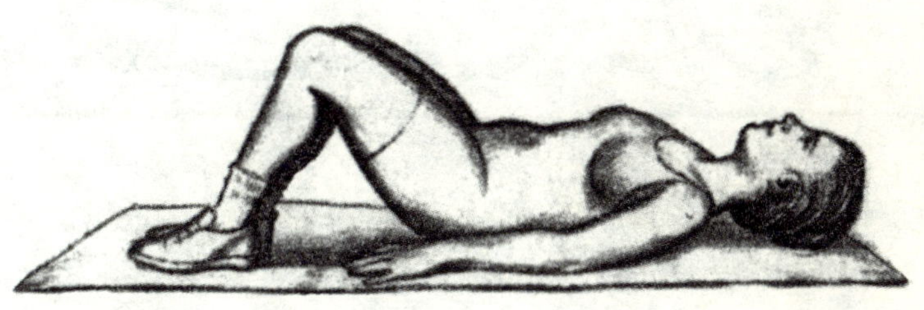

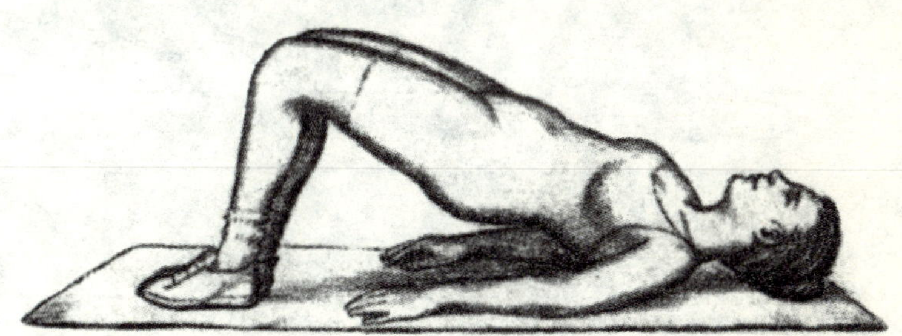

EJERCICIOS PARA EL ABDOMEN

Túmbate en el suelo, dobla las rodillas y pon los pies planos sobre el suelo. Coloca las manos detrás de la cabeza. Contrae los músculos del vientre mientras elevas ligeramente la cabeza y los hombros. Mantén la barbilla despejada (mira hacia adelante y hacia arriba). Aguanta la posición durante 4 segundos. Repítelo cinco veces. Es adecuado para tonificar los músculos del abdomen.

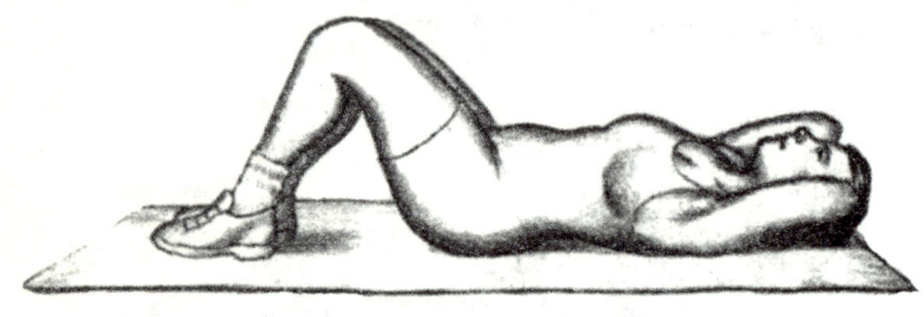

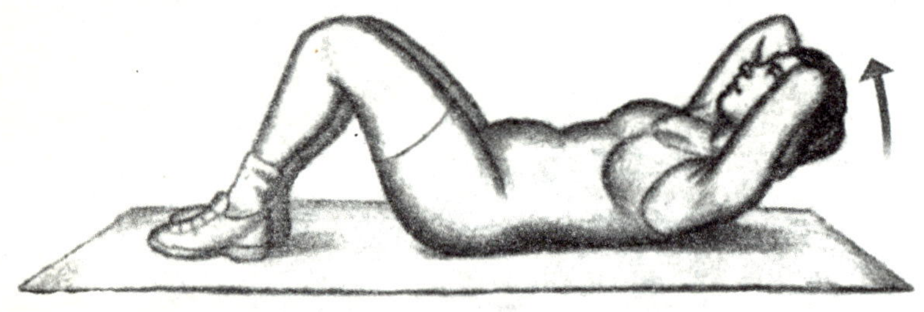

EJERCICIOS LATERALES PARA EL ABDOMEN

Para trabajar los laterales del abdomen, colócate como si fueras a hacer los ejercicios básicos para el abdomen (arriba). Cuando subas, rota hacia una rodilla. Mantén la posición durante 4 segundos. Luego hazlo rotando hacia el otro lado. Repítelo cinco veces. Es adecuado para tonificar los músculos oblicuos, que forman los laterales de tu cintura.

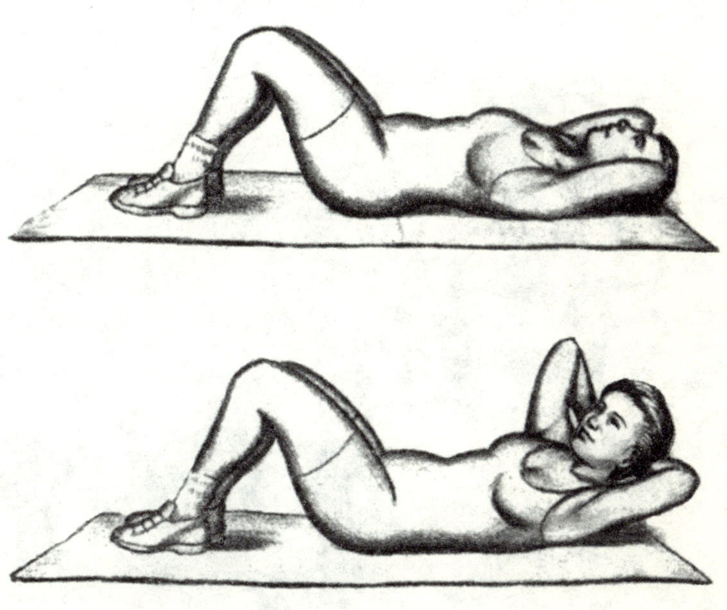

COMPRESIONES DEL ABDOMEN

Al igual que los ejercicios de Kegel, también podrás hacerlos en cualquier parte. De pie o sentada, inspira profundamente y espira. Mientras sueltas el aire, contrae los músculos del abdomen igual que si te estuvieras abrochando unos ajustados pantalones tejanos. Repítelo seis u ocho veces. Es adecuado para tonificar los músculos del abdomen.

Ejercicio para elevar los pechos

Siéntate en el borde de una silla. Utiliza pesos pequeños (de 1 o 1,5 kg cada uno, para empezar). Eleva los brazos hasta el nivel de los hombros y dobla los codos de forma que las manos queden dirigidas hacia el techo. Acerca lentamente entre sí codos y brazos enfrente de tu cara. Mantén la posición durante 4 segundos y separa lentamente los brazos de nuevo. Repítelo ocho veces; aumenta progresivamente hasta las veinte veces. Es adecuado para fortalecer los músculos de los pechos, evitando así que caigan.

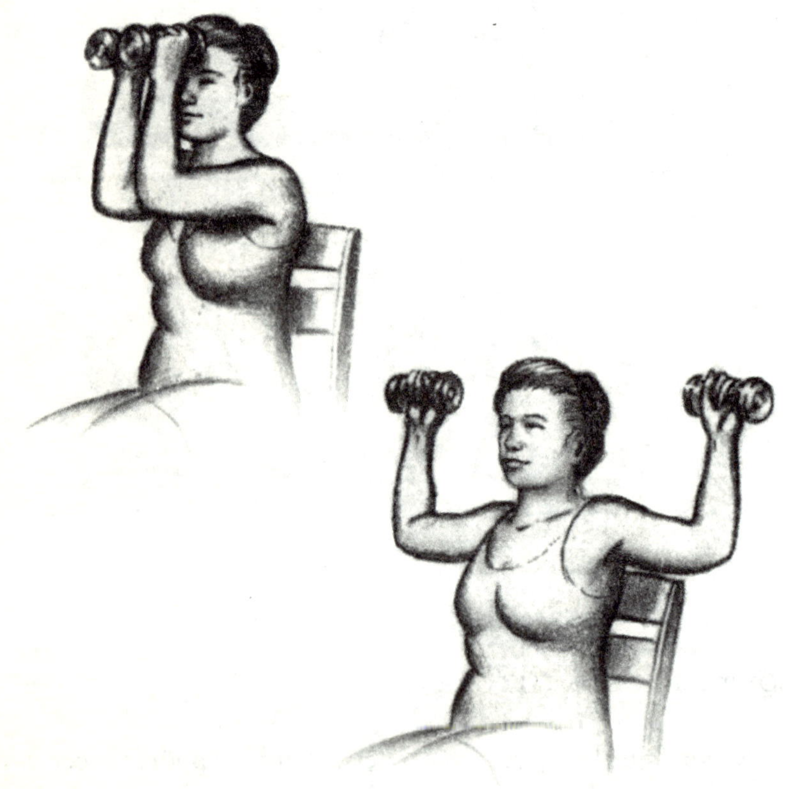

FLEXIONES

Ponte de rodillas en el suelo y apoya tu peso sobre éstas y las manos. Doblando los codos, desciende el pecho hacia el suelo al tiempo que inspiras hasta quedar a unos 5 cm del suelo. Mantén la posición mientras cuentas hasta 2. Estira los brazos y sube de nuevo al tiempo que espiras. Mantén la posición mientras cuentas hasta 3. Repítelo seis veces. Adecuado para fortalecer los músculos de los brazos y de la espalda.

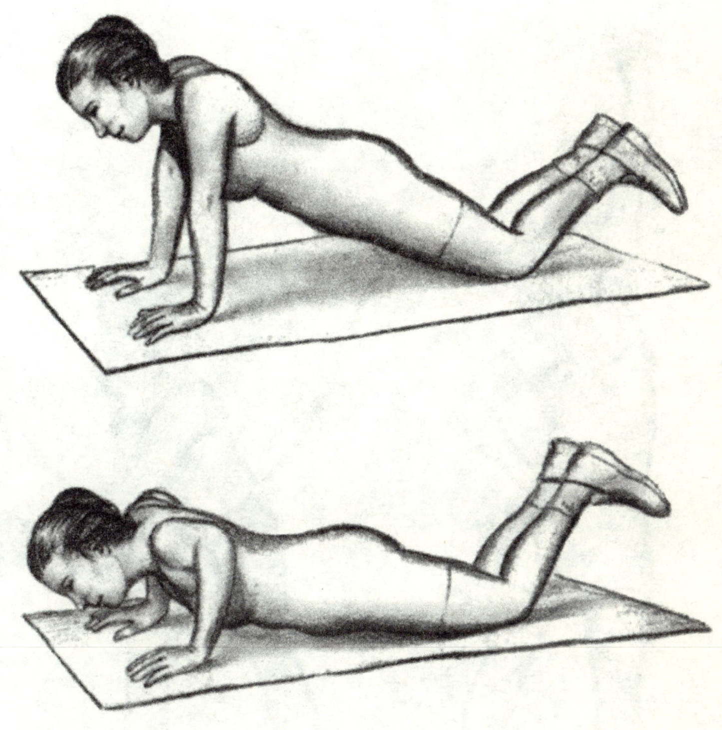

EJERCICIO PARA TONIFICAR LA CINTURA

Ponte de pie con los pies separados y las rodillas relajadas. Sujeta con la mano derecha un peso pequeño (uno de 0,5 kg ya servirá). Extiende el brazo derecho por encima de tu cabeza. Contrae los músculos del vientre, dobla levemente la cintura y desciende el brazo oblicuamente sobre el pie izquierdo. Completa el ejercicio devolviendo el brazo a su posición inicial, por encima del hombro derecho. Repítelo ocho veces hacia cada lado. Es adecuado para afinar la cintura.

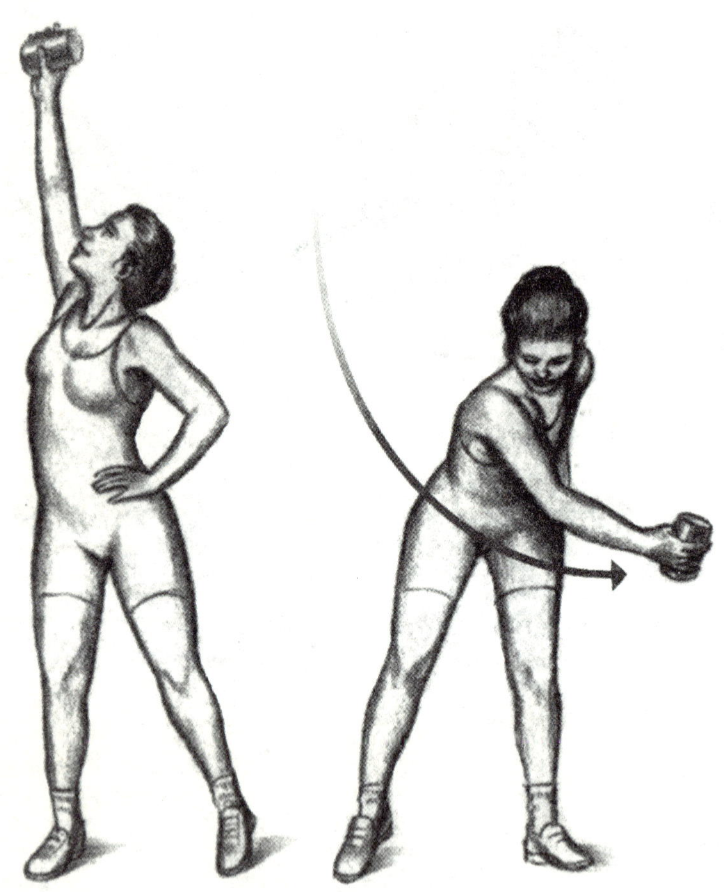

ELEVACIONES DE LAS PIERNAS

Siéntate en el borde de una silla y pon ambos pies planos sobre el suelo. Relaja los hombros y arquea los brazos por encima de la cabeza. Mantén la espalda recta, contén los músculos abdominales mientras extiendes hacia adelante una pierna. Utiliza sólo los músculos del muslo, eleva la pierna unos 25 cm del suelo. Mantén la posición mientras cuentas hasta 5 y luego baja lentamente el pie. Repítelo diez veces con cada pierna. Es adecuado para tonificar los músculos de los muslos, las caderas y los glúteos.

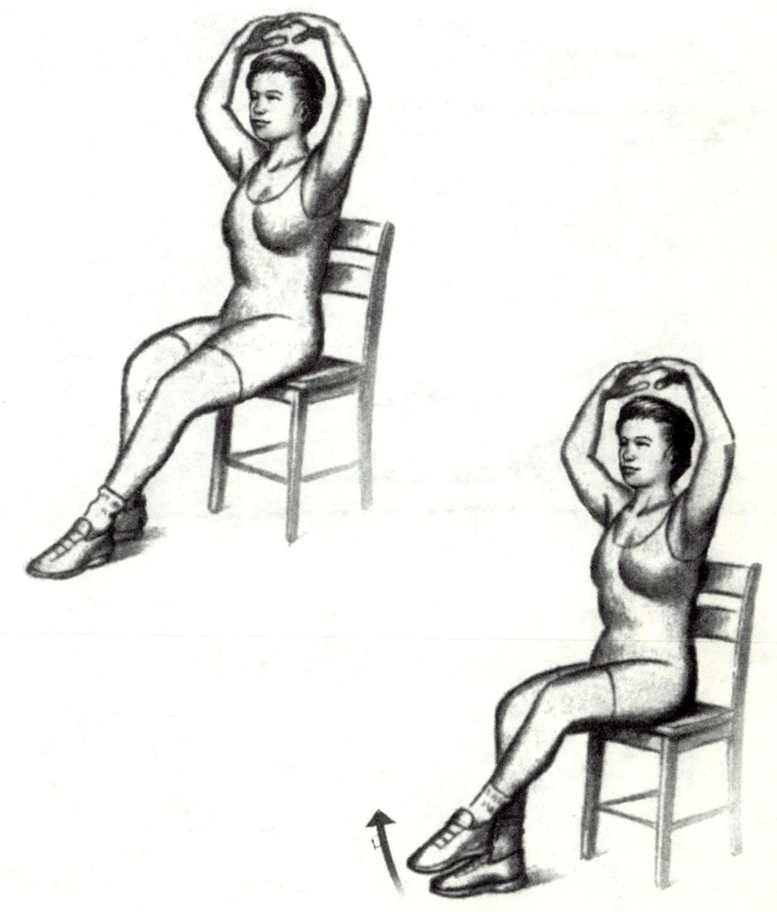

EXTENSIONES DE COLUMNA

Túmbate sobre el vientre con el brazo derecho doblado bajo tu frente. Estira hacia adelante el brazo izquierdo. Al mismo tiempo, y lentamente, despega del suelo la mano izquierda y la pierna derecha. Mantén la posición mientras cuentas hasta 2 y luego baja despacio. Repítelo ocho veces con cada lado. Es adecuado para fortalecer los músculos de la espalda y tonificar los del vientre.

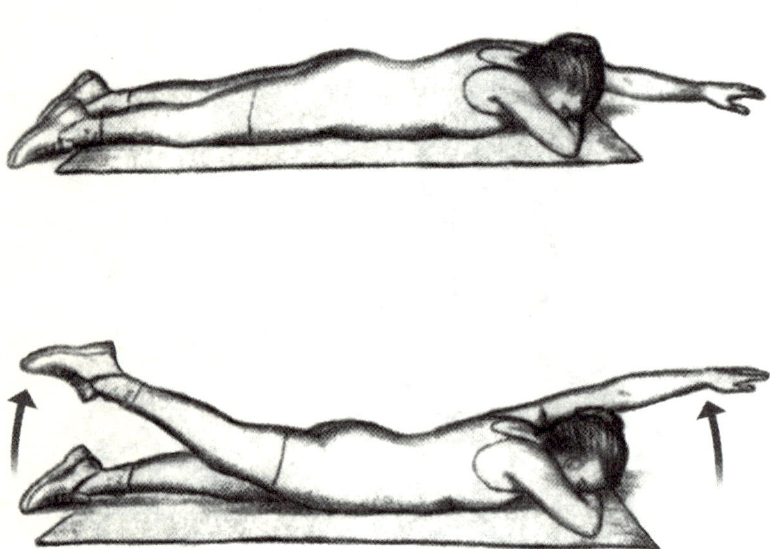

ELEVACIONES LATERALES DE LAS PIERNAS

Sujétate a la jamba de una puerta o al respaldo de una silla robusta. Empezando con la pierna derecha, pon el pie de punta y eleva la pierna hacia adelante hasta los 90º; luego bájala de nuevo hasta el suelo. Sin parar, eleva la misma pierna hacia el lado tanto como puedas pero sin sobrepasar los 90º. Regresa a la posición de partida. Repítelo diez veces con cada pierna. Es adecuado para tonificar los músculos de las piernas y los glúteos.

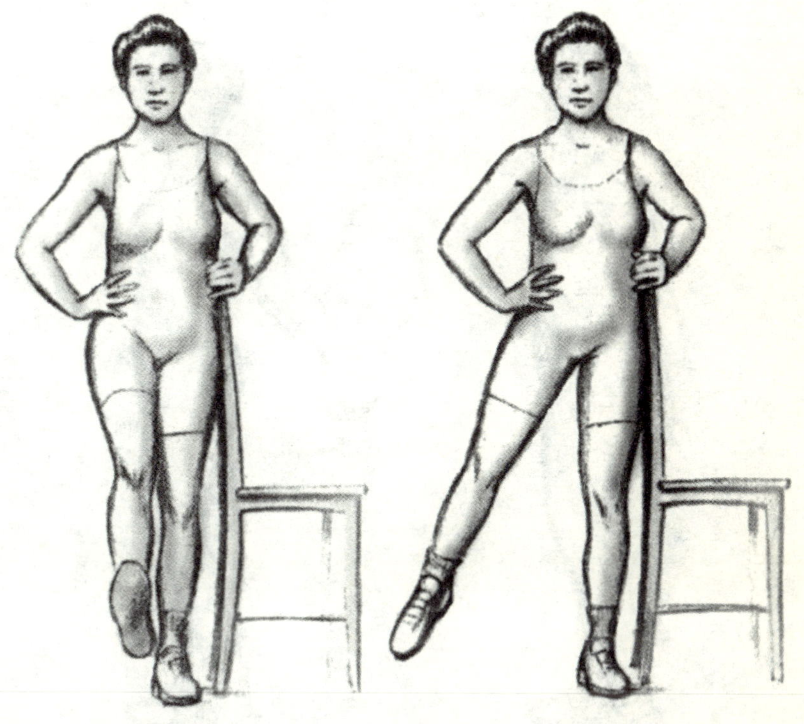

ESTIRAMIENTO DE LA PARTE SUPERIOR DEL TÓRAX

Para ayudar a mejorar tu postura, quédate de pie o siéntate en el suelo y cógete las manos por detrás de la espalda. Eleva los brazos hasta sentir un estiramiento considerable en la parte superior del tórax y de los brazos. Mantén la posición mientras cuentas hasta 5 y luego baja los brazos. Repítelo ocho veces. Es adecuado para estirar los músculos de los brazos y de la espalda, así como la parte superior del tórax.

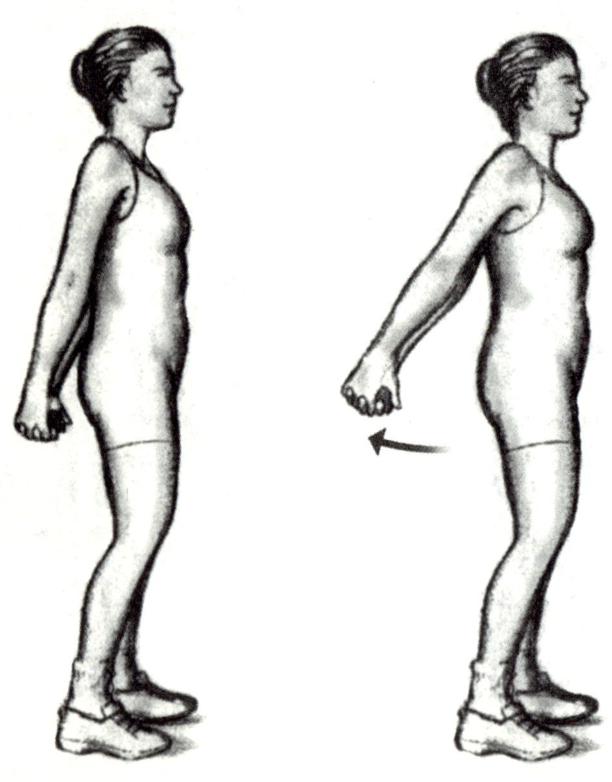

ELEVACIONES SIMULTÁNEAS DE LAS PIERNAS

Túmbate de espaldas en el suelo. Mantén las piernas juntas y levántalas lentamente desde las caderas. Procura usar los músculos del vientre al hacerlo. Aguanta durante 5 segundos y luego baja lentamente las piernas al suelo. Es adecuado para tonificar los músculos del vientre.

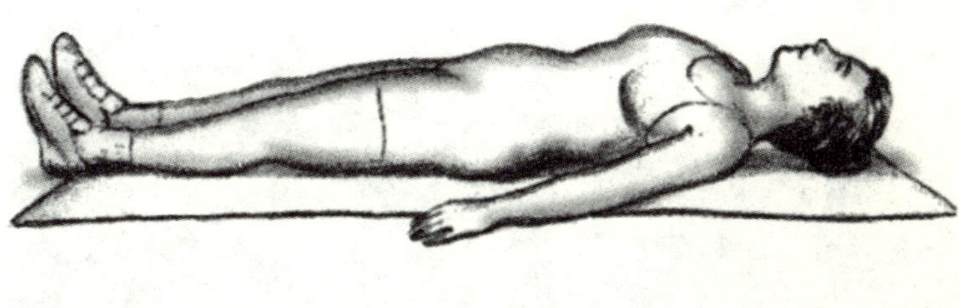

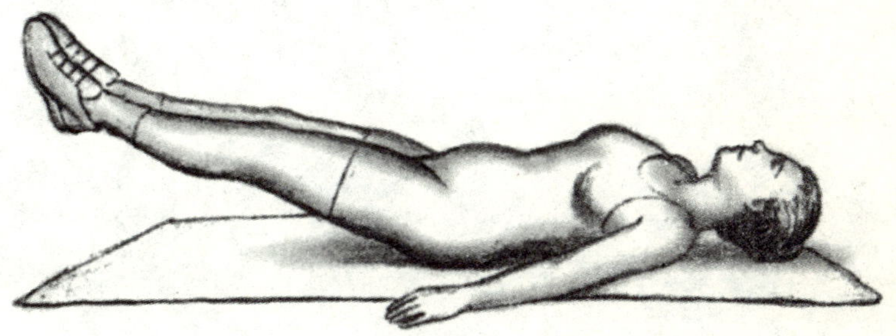

Capítulo 7

¡Qué divertido es ser una familia!

Durante meses has estado esperando impacientemente la llegada de tu hijo a tu vida. Es emocionante estar con él y formar una familia. Sin embargo, durante los primeros días y semanas en casa, posiblemente te preguntarás si tu bebé nunca va a hacer algo más que no sea comer, dormir y mojar o ensuciar los pañales. También tienes dudas sobre si se adaptará alguna vez a un horario regular.

Deja que el bebé cree su propio horario. Ya introducirás cambios a medida que el niño vaya creciendo y evolucionando. Quizá te parezca que tu bebé necesita dormir mucho. Es normal que los bebés confundan el día y la noche durante algún tiempo. Anímate, esto no suele durar más de unas pocas semanas. Si es posible, mantén al bebé despierto y activo durante el día. Esto le ayudará a adquirir un mejor patrón de sueño.

Durante las cuatro primeras semanas de vida, tu bebé dormirá unas veinte horas al día. Posiblemente te preguntarás si llegará alguna vez a estar despierto el tiempo suficiente como para que puedas conocerlo. Puede que sólo esté despierto el tiempo justo para que puedas darle de comer, cambiarlo y bañarlo. Cógelo y abrázalo también durante estos ratos. Cada día irá tomando más conciencia de ti y de todo lo que le rodea.

Los bebés comen con bastante frecuencia durante los primeros meses de vida, tanto si maman como si toman biberones. Un bebé puede comer cada dos o cuatro horas. Cuando el bebé es todavía muy pequeño, lo mejor es darle de comer cuando tiene hambre.

Negar al bebé la comida cuando está pidiendo de comer puede hacer que se ponga ansioso. Si das de mamar a tu pequeño, anota cada toma y el tiempo que dura. Si le das biberones, anota las veces que come y la cantidad que consume. Estos apuntes se convertirán en una información valiosa que podrás compartir con el pediatra el primer día que visite a tu hijo.

INFORMACIÓN BREVE

Tu bebé necesitará hasta cien pañales a la semana.

¡Uno se sorprende al ver la cantidad de veces que es necesario cambiar a un bebé! Un bebé moja su pañal cada dos o cuatro horas; el número de evacuaciones varía de un bebé a otro. Si tu bebé mama, puede que sólo evacúe una vez cada dos días; es normal. Si toma biberones, tu bebé puede evacuar hasta seis veces al día, normalmente después de comer. Esto también es normal. Cambia al bebé de pañal lo antes posible. Los bebés tienen una piel muy delicada, y un pañal húmedo puede provocarles una erupción. Cuando el bebé tiene una erupción, un pañal húmedo puede hacer que empeore. ¡Y que duela!

También es normal que un bebé llore. El bebé llora para hacer saber lo que quiere: no tiene otra forma de poder comunicarse contigo. Algunos bebés lloran más que otros. Pronto aprenderás a distinguir diferentes tipos de llanto en tu bebé. Podrás decir si se trata de un «llanto de hambre», de un «llanto de soledad» o de un «llanto de aburrimiento». Sólo se necesita tiempo y práctica. Hasta que no conozcas el significado de los distintos llantos, revisa el pañal del bebé, haz que eructe de nuevo y comprueba que no está incómodo. A veces, sólo quiere que le cojas y le mimes.

ADVERTENCIA

¡El bebé llora! Prepárate con antelación: piensa en alguien a quien puedas llamar para hablar o para pedir ayuda y apoyo cuando tu precioso pequeño no pare de llorar.

COMIENZA LA VIDA CON TU BEBÉ

Tu bebé es una creación preciosa, debes tratarlo con cuidado. Un recién nacido no tiene control muscular, por lo que es necesario tomar precauciones para cogerlo siempre correctamente. También es aconsejable sujetarlo de forma correcta, porque tiende a sobresaltarse cuando se producen cambios bruscos. Coger bien a un bebé puede evitar lesiones y gritos de espanto. Prueba las siguientes sugerencias:

- Pon siempre una mano detrás de la cabeza del niño cuando lo levantes o lo lleves apoyado en tu hombro.
- Cuando lo lleves en brazos, probablemente dejará caer la cabeza por fuera de tu codo: ten cuidado de no golpearla contra el marco de una puerta o la pared.
- Levanta al bebé despacio.
- No corras cuando lo lleves en brazos.
- No lo muevas demasiado deprisa.

Todos los padres se muestran protectores con un recién nacido. Puedes abrigar excesivamente a tu hijo o aislarlo de los demás para protegerlo de los gérmenes. Puedes levantarte diez veces cada noche para ver cómo está. Está bien que seas precavida, pero relájate. Tu bebé necesita el contacto con la gente; no puedes impedir que alguna vez coja una infección. Simplemente es imposible. Tal vez sea mejor evitar las aglomeraciones, como las que se producen en centros comerciales y mercados, durante el primer mes como mínimo.

Procura que en tu casa haya siempre una temperatura agradable, y viste al bebé en consonancia con dicha temperatura. No es necesario que tu casa parezca el trópico. De hecho, esto podría ser perjudicial para *toda* la familia. Unos 20 o 21 °C son una temperatura adecuada. No presupongas que el bebé tiene frío sólo porque sus manos y sus pies están fríos. El mejor indicador es el estado de ánimo del bebé. Si no puedes consolarlo cogiéndolo o dándole de comer, es posible que tenga o demasiado calor o demasiado frío.

Cuando saques al bebé de casa, vístelo de forma apropiada. Protégelo del viento y también del sol. Es mejor ponerle varias capas: procura que lleve una más de las que llevas tú o ponle por encima una mantita fina. Los bebés pierden calor a través de las manos, los pies y la cabeza, por lo que debes procurar cubrirle bien estas tres zonas cuando haga frío.

Mientras que a ti los protectores solares te van de maravilla, no se los pongas a un bebé menor de seis meses. Pueden irritar su delicada piel. Pon al bebé un sombrero y ropa que le proteja siempre que salgas y por muy corta que sea la salida, especialmente si vives en una zona muy cálida y soleada.

No es necesario que camines de puntillas alrededor de tu pequeño. Simplemente no es práctico. Los ruidos normales de una casa no harán daño alguno al bebé; estar expuesto a tales ruidos lo harán menos sensible a ellos. Le costará menos dormir si se acostumbra a los ruidos de fondo de la casa.

¿QUÉ ASPECTO TIENE UN BEBÉ AL NACER?

Un bebé nace con el cuerpo húmedo y, normalmente, manchado de sangre. Una sustancia blanca o amarilla, llamada *vernix*, suele cubrir parcial o totalmente su cuerpo. Dicha sustancia se va fácilmente al lavar la piel del bebé.

Probablemente observarás que tiene la cabeza grande en proporción con el resto del cuerpo. Puede parecer enorme comparada con su diminuto cuerpo. Al nacer, la cabeza mide el 25 % de la longitud total del bebé. Al crecer, esta proporción cambia hasta llegar a constituir sólo el 12 % de su altura como persona adulta. Si tu hijo ha venido a este mundo a través del canal del parto, su cabeza puede estar deformada o alargada. Esta forma solamente es temporal, puesto que en el transcurso de unos pocos días irá adquiriendo un aspecto más normal.

Habrá otras cosas en el aspecto de tu bebé que también te sorprenderán. Posiblemente tenga las mejillas caídas, los párpados hinchados y la cabeza puntiaguda. La nariz de un recién nacido suele parecer demasiado chata como para que pueda respirar a través de ella; sin embargo, el bebé se las arregla para respirar. Es normal y cambia a medida que el niño crece.

Es posible que te asustes cuando notes latir el pulso del bebé en los dos puntos blandos que éste tiene en la cabeza, los cuales reciben el nombre de *fontanelas*. Esto es normal, y por tanto no debes preocuparte por ello.

Los bebés pueden nacer con mucho pelo o con nada en absoluto. Si tu hijo ha nacido con abundancia de pelo, probablemente se le caiga durante el transcurso de los seis primeros meses; no te preocupes. El pelo nuevo será totalmente diferente tanto en color como en textura. Si ha nacido sin pelo, no te asustes pensando que se va a quedar así; terminará por crecerle pelo.

El recién nacido puede tener los ojos hinchados o congestionados inmediatamente después de nacer debido a la presión sufrida en el canal del parto. La hinchazón mejora rápidamente. Quizá también los tenga ligeramente irritados y enrojecidos. Esto está causado por la pomada antibiótica que se le ha aplicado en los ojos poco después de nacer para prevenir infecciones oculares. La irritación y el enrojecimiento suelen desaparecer en un par de horas.

Cuando el bebé te mira, es posible que bizquee o que uno de sus ojos se extravíe. Los músculos de sus ojos no son todavía lo suficientemente fuertes como para controlar los movimientos oculares. El ojo estrábico suele corregirse por sí solo antes de que el bebé cumpla los seis meses. Si después de esta fecha el problema persiste, coméntaselo a tu pediatra.

Los pliegues de piel que el bebé tiene en el ángulo interno del ojo pueden hacerle parecer bizco. A medida que el tiempo pasa, estos pliegues se hacen menos prominentes. Tu bebé puede tener la piel arrugada, descamada, rasposa o llena de manchas, vello o granitos, o puede tener una piel perfecta. Al poco de nacer, al recién nacido se le suele secar y descamar la piel. Esto puede durar algunas semanas. No es necesario seguir un tratamiento, aunque sí puedes ponerle un poco de loción.

Si te preocupa que tu hijo pueda haber nacido con alguna discapacidad o deformidad, coméntaselo al pediatra. Todo esto es nuevo para ti, así que es normal que hagas preguntas.

CUANDO EL BEBÉ LLORA

La mayoría de los padres se sienten angustiados cuando su hijo llora, sobre todo cuando no pueden consolarlo. Llorar es algo natural en los bebés; es su modo de comunicarse. Cuando tu hijo llora, te está diciendo que tiene hambre, que está cansado o que se siente solo. O quizá que necesita que le ayudes a eructar o que le cambies. También llora si se encuentra mal, si tiene miedo o si le duele algo. A veces los bebés lloran cuando están sobreestimulados. Después de unas cuantas semanas, sabrás qué significa cada uno de sus llantos.

El modo en que coges a tu hijo le consuela de forma especial. Cuando le tocas, le estás diciendo que no está solo. No lo estás mimando sólo por consolarlo cuando se pone pesado. Dar con las astucias que funcionan con un bebé se logra normalmente por el método de ensayo y error; la madre termina por saber lo que da mejor resultado con su hijo. Entre las soluciones más comunes se incluye reducir la estimulación, dar al bebé algo que le consuele, como su propia mano o un chupete, arroparlo bien con una mantita, tumbarlo boca abajo sobre tu regazo y acariciarlo o cantarle muy suavemente alguna cosa.

Es posible que de vez en cuando el llanto de tu bebé te aflija o altere. Si ves que te sucede esto, llama a una amiga o a un pariente para que se quede con el bebé mientras tú te tomas un respiro. Sal a dar un paseo o a relajarte durante un rato. El ejercicio ayuda a disminuir el estrés.

LA SALUD DE TU BEBÉ

Es inevitable: tu hijo se pondrá malo alguna vez. Necesitarás estar preparada tanto si se trata de un resfriado, de una infección de oído, de un cólico o de cualquier otra cosa. Si tu bebé presenta alguno de los siguientes síntomas, llama a tu médico. Cualquiera de ellos puede indicar que tu bebé está enfermo:

• fiebre superior a los 38,3 ºC,

- llanto inconsolable durante largos ratos,
- problemas al orinar,
- vomitar proyectando con fuerza al exterior el contenido del estómago,
- el bebé se muestra adormilado o flojo al cogerlo,
- diarrea aguda,
- comportamiento extraño,
- poco apetito.

DESHIDRATACIÓN

La deshidratación en un bebé puede ser muy grave. Si crees que tu hijo puede estar deshidratado, llama al pediatra inmediatamente. Entre los signos de alarma que hay que buscar, se encuentran los enumerados a continuación:

- el bebé moja menos de cinco o seis pañales al día,
- la orina del bebé es de color amarillo oscuro o anaranjado; debería ser de color amarillo pálido,
- el bebé realiza menos de dos deposiciones blandas al día,
- parece que el bebé tiene problemas para succionar,
- el punto blando que el bebé tiene en la cabeza está hundido,
- el bebé está apático o parece enfermo.

Si estás preocupada, llama al médico. Un cambio en el número de pañales usados o en la consistencia de las deposiciones es la primera señal.

INFORMACIÓN BREVE

Durante el embarazo, tu hígado cuida de la bilirrubina de tu bebé. Después del nacimiento, si el niño tiene un hígado inmaduro incapaz de controlar la bilirrubina, aparece la ictericia.

ICTERICIA

La ictericia es una coloración amarilla de la piel, la esclerótica (ojos) y los tejidos corporales profundos. El bebé tiene un color amarillento debido a la excesiva acumulación de bilirrubina, un producto de descomposición de la sangre, en su sistema. El bebé es incapaz de filtrar dicho producto. Puede ser peligroso para él si no se trata a tiempo.

Si el pediatra y las enfermeras del hospital sospechan que tu hijo tiene ictericia, le harán pruebas y lo mantendrán en observación. Luego determinarán qué tipo de tratamiento necesita.

Para tratar la ictericia se utiliza la fototerapia. Se expone al bebé a unas luces especiales que penetran en su piel y transforman la bilirrubina en una forma que pasa a la orina. En casos más agudos es necesario hacer transfusiones de sangre.

En ciertas partes del mundo no se dispone de estas luces especiales. En tales casos, se expone al bebé a los rayos del sol durante períodos de tiempo muy cortos para que su luz destruya el exceso de bilirrubina.

DIARREA

Tu hijo puede tener diarrea: es bastante frecuente. Necesitará agua y minerales extra para prevenir la deshidratación. Es posible que tu médico te recomiende una solución electrolítica que ayude a reponer los líquidos y minerales que el bebé ha perdido.

INFECCIONES DE OÍDO

Puede ser difícil para ti determinar si tu bebé tiene una infección de oído. Entre los síntomas que pueden indicar una infección de oído en un bebé de menos de seis meses se incluyen los siguientes: irritabilidad constante, somnolencia y dificultades para comer. Discernir estos síntomas puede ser complicado y es posible que no vayan acompañados de fiebre.

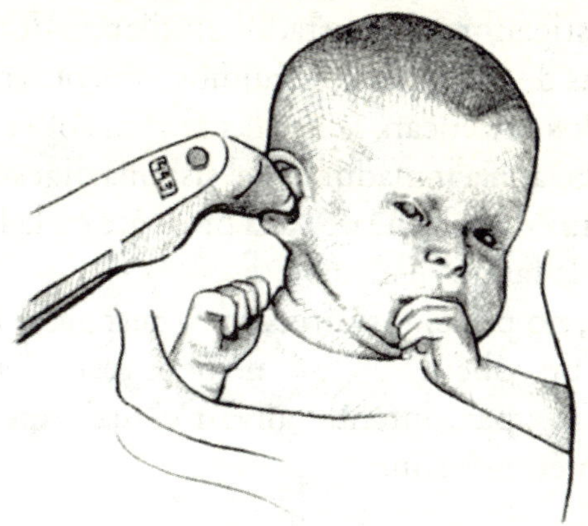

Para los bebés de entre seis y doce meses de edad, los síntomas son parecidos, aunque en su caso la aparición de fiebre es más frecuente. El dolor de oído puede aparecer súbitamente, ser más agudo y evidente, y el bebé puede tirarse de las orejas. Si sospechas que tu bebé tiene una infección de oído, llama a tu pediatra. Éste explorará los oídos del niño y le prescribirá un tratamiento.

CÓLICOS

El cólico es una alteración que se caracteriza por episodios de fuertes y repentinos llantos y agitación, los cuales pueden durar horas. Aproximadamente un 20 % de los bebés sufre este inexplicable dolor. En un cólico declarado, el abdomen del bebé se distiende y el pequeño tiene gases frecuentemente. El único modo de saber si tu hijo tiene un cólico es yendo a visitar al pediatra o médico de familia. Él podrá determinar si se trata de un cólico o si el bebé tiene algún otro problema.

El cólico suele aparecer de forma gradual en el bebé después de su segunda semana de vida. A medida que pasa el tiempo, dicha condición empeora; sin embargo, suele desaparecer hacia los tres meses de edad, aunque ocasionalmente dura hasta el cuarto mes. Los ataques suelen producirse al final de la tarde y durante las primeras horas de la noche, y pueden durar hasta tres y cuatro horas. Y por lo general cesan tan rápidamente como han empezado.

Aunque los investigadores han estado estudiando durante mucho tiempo las causas de los cólicos, seguimos sabiendo muy poco de los motivos que los provocan. Entre las teorías sobre sus posibles causas se encuentran: la inmadurez del sistema digestivo, la intolerancia a la proteína de la leche de vaca presente en la leche preparada y materna, y la fatiga en el bebé.

Por el momento, no podemos ofrecer una respuesta definitiva sobre cómo detener un cólico. Muchos médicos recomiendan usar varios métodos a la vez para intentar aliviar el malestar del bebé. Algunos de dichos métodos son:

- Ofrecer al bebé el pecho o el biberón.
- Probar una fórmula de leche que no sea de vaca, si es que alimentas a tu hijo con biberón.
- Cuando tenga un ataque, coge al bebé y ponlo en una eslinga.* El movimiento y el contacto ofrecen cierto alivio.
- Dale un chupete para que pueda calmarse un poco.
- Túmbalo boca abajo sobre tus rodillas y frótale la espalda.
- Arrópalo bien con una mantita.
- Masajéale o acaríciale el vientre.

INFORMACIÓN BREVE

Durante las cuatro primeras semanas de vida, el bebé puede dormir hasta veinte horas al día. Durante este período raramente permanece despierto más de veinticinco o treinta minutos seguidos.

LOS HÁBITOS DE SUEÑO DEL BEBÉ

Dormir es muy importante para un bebé; muy pronto te darás cuenta del patrón de sueño que se adapta mejor a tu hijo. Lo mejor

---

* La eslinga (*baby sling*) es un trozo de tela que cuelga del hombro u hombros del padre o de la madre en forma de honda, hamaca o chinchorro donde se deposita al bebé. Hay muchas variedades y artilugios similares para el mismo fin. (*N. de la t.*)

que puedes hacer como madre, o padre, es establecer una rutina que ayude a tu hijo a desarrollar unos hábitos de sueño saludables. La lista que hay a continuación te ofrece una serie de consejos útiles para hacerlo:

- Espera hasta que el bebé esté cansado para ponerlo en la cuna.
- Desarrolla una rutina regular y predecible para ir a dormir.
- Da al bebé un chupete o su propio pulgar.
- No dejes al bebé en la cuna con un biberón.
- Nunca dejes al bebé solo en una cama de agua.
- Procura que el bebé no duerma demasiadas horas seguidas durante el día.
- No sobreestimules a tu pequeño cuando lo levantes por la noche para darle de comer.
- Durante el día, deja que el bebé duerma en una estancia iluminada y moderadamente ruidosa. Por la noche, pon al bebé a dormir en una habitación muy tranquila y oscura.
- Entretén al niño durante el día hablándole y cantándole o estimulándolo de alguna otra forma.
- Tumba al niño de lado o boca arriba *cada* vez que lo pongas en la cuna.

INFORMACIÓN BREVE

Los bebés desarrollan sus patrones de sueño de forma distinta en función de si maman o se alimentan con biberón. Los bebés que toman biberones duermen más por la noche a medida que van creciendo. Los bebés que maman no adoptan por lo general patrones de sueño prolongado hasta que no son destetados.

Cuando pongas al bebé a dormir, túmbalo de lado o boca arriba. Esta posición reduce considerablemente la incidencia del SMIS (síndrome de muerte infantil súbita). Otros consejos que hacen más seguro el sueño del niño son: comprobar que el colchón es seguro y está en buen estado; la distancia entre los barrotes de la cuna no debe ser superior a 6 cm; no usar edredones, almohadas o co-

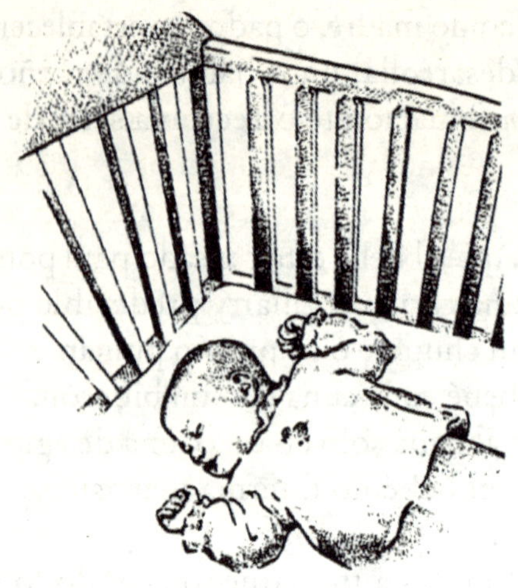

jines blandos de superficies poco consistentes, puesto que pueden obstruir la respiración del niño; evitar los colchones de agua en la cuna, ya que pueden inmovilizar al niño y ahogarlo.

Los bebés desarrollan de forma distinta sus patrones de sueño dependiendo de si toman biberones o se alimentan a pecho. Los bebés que toman biberones suelen dormir más por la noche a medida que van creciendo. Los que maman normalmente no adoptan unos patrones de sueño más prolongado hasta que son destetados.

CUIDAR AL BEBÉ

Probablemente tengas más dudas sobre cómo debes cuidar de tu bebé. Algunos de los consejos que te ofrecemos a continuación te ayudarán en este sentido:

- No es difícil cuidar el remanente del cordón umbilical. Éste suele caerse entre los siete y los diez días después del nacimiento. Hasta que esto no suceda, limpia al bebé con una esponja de baño.
- Para quitar las legañas de los ojos del bebé, utiliza una bola de algodón humedecida con agua. Pon el algodón en el ángulo

interno del ojo del niño y arrástralo verticalmente hacia abajo en dirección a la nariz.

- Nunca introduzcas nada en la nariz del bebé. Si quieres sacarle secreciones nasales secas, límpiale suavemente la nariz por fuera. El bebé suele expulsar dichas secreciones secas estornudando.

- ¡Nunca examines o hurgues en los oídos del bebé con un objeto! La cera de los oídos está ahí por un motivo. Puedes limpiarle la parte externa de los oídos con un paño suave, pero no introduzcas nada dentro del oído de tu hijo.

- Es probable que tengas que decidir entre usar pañales de tela o pañales desechables. Tu decisión dependerá del estilo de vida que lleves, de tu bolsillo y de tu bebé. Los pañales desechables son muy cómodos. No necesitan broches y nunca tienes que lavarlos. Por otro lado, los pañales de tela pueden ser utilizados muchas veces. Hay algunos que no necesitan llevar broches. Es necesario contar con una serie de facilidades para lavarlos y secarlos o tomar la decisión de llevarlos a un servicio de limpieza apropiado. Mucha gente utiliza una combinación de pañales desechables y de tela.

Información breve

Cada vez que vayas con tu hijo en coche, sujétalo bien a su sillita con el cinturón de seguridad. Un estudio ha demostrado que cada año mueren más de 30 bebés durante el trayecto en coche del hospital a casa por no ir sujetos.

Sujeción en el coche por la seguridad de tu bebé

Cada vez que el bebé monta en el coche debería ir sentado en una silla para niños con sujeción de seguridad homologada. Cuando se produce un accidente, el niño que no va sujeto se convierte en un proyectil dentro del coche. ¡La fuerza de un impacto puede, literalmente, arrancar a un niño de los brazos de un adulto!

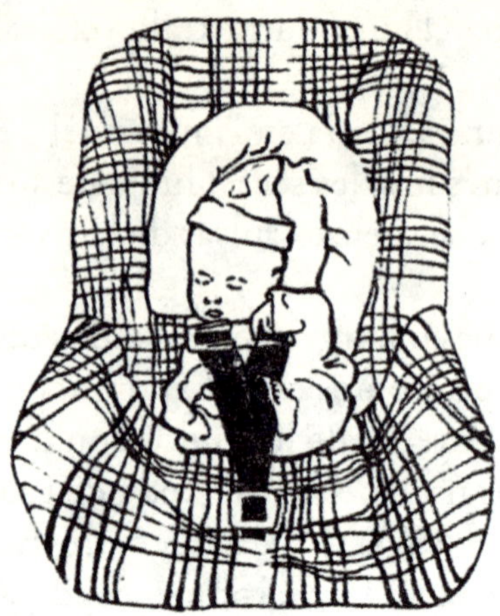

Actualmente, todos los Estados cuentan con leyes que regulan los sistemas de sujeción de seguridad. Llama a un hospital de tu ciudad o al departamento local de policía y pide información. Hay hospitales que no dejan que te lleves el bebé a casa en coche si no dispones de una silla para niños con sujeción de seguridad homologada. Ciertos hospitales prestan estas sillas para el coche hasta que el usuario dispone de la suya propia.

El lugar más seguro del coche para poner al bebé es en el centro del asiento de atrás. En dicho punto es donde el bebé está más protegido en caso de producirse una colisión lateral. Los fabricantes recomiendan no poner la silla en el asiento de delante si el coche dispone de airbag para el acompañante. Si el airbag se activara, podría golpear la silla y herir al bebé.

HACER EL HOGAR SEGURO PARA EL BEBÉ

Es importante hacer que la casa sea segura para el bebé. Quizá creas que esto no es importante ya que tu hijo es muy pequeño, pero sí lo es. Hay muchas cosas que puedes hacer para proteger a tu bebé desde el primer día que entra en casa.

No puedes poner tu casa a prueba de niños, pero puedes hacerla más segura. Pueden ocurrir (¡y ocurrirán!) accidentes; así pues, haz que el entorno del bebé sea lo más seguro posible. Ten en cuenta lo siguiente:

- La distancia entre los barrotes de la cuna no debería ser superior a 6 cm.
- Comprueba que el colchón se adapte bien.
- Ten mucho cuidado con la cuna, que debe estar lejos de las ventanas, de los objetos decorativos situados en las paredes, de las estufas o radiadores, de los muebles a los que sea fácil subirse, de las cuerdas de las persianas o cortinas y de otros posibles peligros.
- Nunca pongas una almohada en la cuna; tu bebé no la necesita. Además podría ahogar al niño.
- Cuando el bebé esté en la cuna, sube el lateral y asegúralo.
- Pon los objetos móviles y otros juguetes para la cuna fuera del alcance del bebé. Tendrás que sacarlos a medida que el niño vaya creciendo.
- Nunca cuelgues del cuello del bebé un chupete ni cualquier otro objeto.
- Nunca dejes al bebé solo en el agua, aunque sólo tenga unos pocos centímetros de profundidad. Un bebé puede ahogarse con tan sólo un par de centímetros de agua.
- Nunca dejes al bebé desatendido en un sofá, una silla, un cambiador o cualquier otra superficie elevada del suelo.
- Nunca pongas la silla del bebé sobre una mesa o mostrador.
- Utiliza siempre los cinturones de seguridad del equipo del bebé.
- Nunca sujetes o lleves en brazos a tu hijo mientras cocinas, bebes algo caliente o fumas un cigarrillo.
- Cuando calientes la leche o la comida del bebé en el microondas, agita el biberón o remueve la comida antes de dársela para evitar la presencia de puntos demasiado calientes.
- No cuelgues cosas en las asas del carrito; el peso extra podría volcarlo.
- Pon siempre al bebé en una silla cuando vaya en coche. Comprueba que dicha silla cumple las normas legales de seguridad y que está correctamente instalada.

- Procura que las escaleras y otras áreas estén bien iluminadas.
- Pon esteras o alfombrillas antideslizantes dentro de la bañera y en el suelo del lavabo para evitar caídas.
- Instala en la bañera y la ducha un regulador que impida que el agua salga hirviendo.

Capítulo 8

Asumir juntos el papel de padres

Empezar a compartir con tu pareja las alegrías y responsabilidades de la paternidad es algo extraordinario. Puede ser, además, un momento de incertidumbre e inquietud para ambos como padres noveles. Es posible que tengas muchos temores. Como madre, probablemente quieras ser siempre la mejor. Por su parte, tu pareja quizá tenga sus propios temores; quiere hacer de padre lo mejor que pueda. Tal vez se pregunte también en qué va a consistir su papel de padre. Seguramente, ambos tendréis muchas más dudas, incluidas las siguientes:

- ¿Seré un buen padre/madre?
- ¿Será mi pareja un buen padre/madre?
- ¿Me apoyará y ayudará en la importante tarea de ser padres?
- ¿Cómo me ayudará mi pareja con el bebé?
- ¿Qué puedo hacer para ayudarle a ser el mejor padre/madre posible?

En este capítulo intentamos aclarar muchas dudas, entre ellas algunas que ni siquiera podíais llegar a imaginar. Tanto si encontráis las respuestas concretas que buscabais como si no, nuestro deseo es que descubráis distintas formas de ayudaros mutuamente a ser mejores padres. Ser padres quizá sea el trabajo más duro que jamás habéis emprendido, pero también el más gratificante. Si os ayudáis el uno al otro, dicha tarea os resultará más fácil y satisfactoria.

PRESERVAR Y MEJORAR LA RELACIÓN CON TU PAREJA

Para que una relación de pareja sea gratificante para ambos, hay que cultivarla, especialmente ahora que tan solicitados están vuestro tiempo y vuestra energía. Estos consejos pueden ayudarte a fortalecer la relación con tu pareja. Compártelos con él para que pueda preservar y mejorar vuestra relación mutua. ¡Una relación de pareja es cosa de dos!

- Encontrad tiempo para cultivar vuestra relación de pareja, aunque los dos estéis muy ocupados.
- Sed cariñosos el uno con el otro. Alabaos mutuamente.
- Cuando habléis e interactuéis juntos, centraos en lo importante. Mostrad siempre respeto por el otro.
- Agradeced al otro lo que haga por vosotros.
- Reservad los dos algo de tiempo cada día para estar juntos y a solas. Dedicaos el uno al otro una atención exclusiva.
- Haced un esfuerzo por estar cerca. Acariciaos y besaos, incluso aunque no mantengáis relaciones sexuales.
- Sacad tiempo de donde podáis para estar juntos. Dejad de hacer ciertas cosas. Escatimad tiempo de otras tareas o buscad el modo de abreviarlas.
- Salid solos como mínimo una vez cada dos semanas. Id a cenar o al cine, o quedad para comer. Llamaos por teléfono para poneros en contacto por lo menos una vez al día.
- Dejad mensajes para el otro en el contestador. Descolgad el teléfono alguna noche para que podáis tener un rato de privacidad.
- Haced juntos algunas tareas y quehaceres para acortar el tiempo que les dedicáis y para compartir una actividad.
- Admitid que es normal tener opiniones diferentes. Simplemente procurad entender cómo y por qué el otro piensa de esa forma o quiere hacer algo de manera distinta a como queréis hacerlo vosotros. Aceptad el hecho de que hay muchas formas «correctas» de hacer las cosas.

(*Nota de los autores*: En este capítulo hemos incluido información para la madre y para el padre. Algunos apartados van dirigidos a la nueva mamá y otros al nuevo papá. Finalmente, hay otros cuya información va destinada a ambos padres. Os anunciaremos a quién de los dos está dirigida la información al principio de cada apartado. Tal vez considereis útil leer todos los apartados para entender mejor lo que le pasa a vuestra pareja.)

ADVERTENCIA

Implica a tu pareja en tus inquietudes. Es posible que no sepa las respuestas, pero su ayuda te servirá para determinar qué debéis hacer.

AYUDA A TU PAREJA A EMPEZAR A HACER DE PADRE

(PARA LA NUEVA MADRE)

Antes de convertirse en padre, un hombre se define, mayoritariamente, por su trabajo. Después del nacimiento de su primer hijo, esto suele cambiar —ahora es padre—, y este papel influye en la manera en que se define a sí mismo. Anima y ayuda a tu pareja en su transición hacia la paternidad. Para que pueda llegar a involucrarse plenamente con el bebé debes ayudarle en esta tarea.

Puedes empezar a prepararlo antes del nacimiento del bebé. Las clases de preparación al parto y otras de similares características introducen a los futuros padres en muchos aspectos relacionados con el cuidado del bebé y la labor de ser padres.

Anima a tu pareja a tomarse tiempo libre después del nacimiento del niño. Como es probable que deba tomar con antelación ciertas medidas para poder ausentarse del trabajo, díselo antes de dar a luz (véase el apartado que habla sobre la baja por paternidad de la pág. 172). Sería fantástico que tu pareja pudiera quedarse en casa una semana entera después del nacimiento del niño, pero sabemos que en muchos casos esto no es posible. Como papá novel, quizá pueda tomar ciertas medidas para pasar más tiempo contigo y el bebé. Esto le permitirá familiarizarse con el niño y sentirse cómodo en su nuevo papel de padre.

Aunque estés dando de mamar al niño, intenta compartir la responsabilidad de darle de comer. Si te extraes leche para que tu pareja pueda dársela al pequeño, esto acercará más a padre e hijo y tú podrás disfrutar de una tregua. Si además quiere darle al bebé un biberón de leche materna durante la noche, esto te dejará dormir más tiempo. Durante las primeras semanas de maternidad, dormirte resultará realmente placentero (y necesario).

Divide las tareas de la forma más lógica que puedas. Si necesitas descansar antes de empezar a cenar, tal vez papá pueda atender al bebé durante una hora para que tú puedas relajarte. Luego prepararás la cena con más energías.

Confía en la capacidad de tu pareja para cuidar del bebé. Dale la oportunidad de ser un buen padre. No estés constantemente sobre él ni le corrijas todo lo que hace. Probablemente cometerá algunos errores, pero los bebés lo aguantan todo bastante bien. Tu hijo soportará los fallos mejor que tú. Si dejas a tu pareja espacio para desarrollar su propio estilo de ser padre, le costará menos adquirir seguridad en su nuevo papel.

INFORMACIÓN BREVE

Ciertos estudios han demostrado que cuando un hombre ayuda a cuidar de su hijo desde el mismo día de su nacimiento, sigue implicándose en su educación a medida que el niño va creciendo.

EL VÍNCULO AFECTIVO

(PARA EL NUEVO PADRE)

Las mujeres cuentan con una ventaja a la hora de establecer un vínculo con el bebé: haberlo llevado durante nueve meses en su seno ayuda a una mujer a sentirse cerca de él incluso antes de dar a luz. Algunos expertos creen que el padre también puede empezar a sentirse unido al bebé antes del parto. El futuro padre puede sentir al bebé dentro del útero colocando las manos sobre el vientre de la futura madre.

Si bien es importante que la madre y el bebé se unan, también lo es para un hombre crear un vínculo con su hijo. Esta unión te permite conectar física y emocionalmente con el pequeño. No sucede de forma instantánea ni se trata de un evento único. Es una de las cosas más importantes que puedes hacer con tu bebé. Te ayuda a sentir que tu hijo es tuyo.

Puedes crear esta unión cogiendo al bebé, mirándolo a los ojos y arrullándolo. Si lo acaricias y lo mimas al mismo tiempo que le miras a los ojos, puedes intensificar vuestra unión. Los bebés responden enseguida a la voz humana. Si le hablas y le cantas puedes reforzar su conexión contigo. No te preocupes si no eres capaz de cantar una canción. A tu hijo le encantará oír tu voz.

Es importante que puedas estar a solas con el niño poco después de su nacimiento. Estar juntos reforzará tu sensación de unión con él. Haz tus recados con el pequeño, o simplemente déjalo cerca de ti mientras trabajas. Puedes llevarlo en una mochila para bebés de las que se ponen en el pecho. Sólo con oír tu voz, oler tu fragancia y estar junto a ti, el bebé se sentirá más cerca de ti y tú más cerca de él.

No tengas miedo de pedir ayuda y consejo si lo necesitas. Nadie se vuelve experto de un día para otro, ¡ni siquiera tu pareja! No te rebaja lo más mínimo pedir consejo a los demás. De hecho, te admirarán por tener el valor de reconocer que necesitas ayuda y por tener la suficiente confianza como para pedirla.

Habla con otros padres, especialmente hombres, sobre tus inquietudes. Muchos hombres han pasado por lo mismo y han tenido las mismas dudas que tú. Sus soluciones a algunas de las dificultades que probablemente tú también tengas te ahorrarán inquietudes y problemas. Cuanta más seguridad tengas, más fuerte se hará tu unión con el bebé.

Algunas de las técnicas usadas por los padres para poder conectar con sus hijos están descritas a continuación. Pruébalas para empezar a estrechar la relación entre tú y tu bebé:

- Túmbate de lado en la cama. Tumba al bebé de lado mirando hacia ti. Acércatelo de forma que pueda sentir tu respiración en su cara. Cántale o háblale mientras lo arrullas o acaricias.
- Coge al bebé de forma que la cabeza le quede acurrucada bajo tu barbilla. (¡Procura hacerlo cuando haga poco que te has

afeitado para que no le produzca una irritación el pelo de tu barba!) Balancéate de un lado para otro al tiempo que lo arrullas o le cantas. El bebé sentirá el aire cálido de tus exhalaciones.

- Tumba al bebé boca abajo sobre tu antebrazo. Apoya en tu mano su cabeza y su barbilla. Deja que las piernas le cuelguen a ambos lados de tu brazo. Anda con él de esta forma o sentaos juntos en una silla. Protégele la cabeza si lo mueves de un sitio a otro en esta posición.

- Quítate la camiseta y túmbate en la cama con tu hijo. Coloca al niño sin ropa que le cubra (o sólo con pañales) junto a tu torso desnudo. (Esta posición también se recomienda a las madres para promover la unión con su hijo inmediatamente después de dar a luz.) Gira la cabeza del bebé hacia un lado para que pueda oír los latidos de tu corazón. Relajaos juntos y disfrutad de vuestra proximidad.

CAMBIOS EN VUESTRA RELACIÓN DE PAREJA

(PARA LA NUEVA MADRE)

Es posible que tu pareja sienta que su relación contigo está cambiando mucho. Probablemente empiece a verte como a la madre de su hijo, lo cual puede constituir un cambio enorme en su modo de pensar. En ocasiones, el hombre se siente acobardado por la gran responsabilidad que tiene que asumir —en relación contigo y con el bebé.

Tu pareja está experimentando asimismo otras emociones nuevas. La fuerza de la unión entre madre e hijo es tan grande que puede hacer que se sienta excluido. También la enorme atención que la madre dedica al niño puede hacer que se sienta ignorado. Puede dudar a la hora de interactuar plenamente con su hijo por no sentirse seguro de poder hacerlo bien. O puede tener miedo de no estar a la altura de las responsabilidades que le toca afrontar.

Éstos y otros muchos sentimientos son naturales. Es importante para ambos afrontar con eficacia vuestros sentimientos. Para eso son importantes las tres C: *comunicación*, *compromiso* y *cooperación*. Quizá te resulte difícil iniciar un diálogo, pero puedes empezar compartiendo lo que sientes con respecto a la situación. Al poner de manifiesto tus sentimientos, alentarás a tu pareja a revelar sus inquietudes. Una comunicación abierta puede ayudaros a los dos. Discutid los problemas a medida que vayan surgiendo para poder afrontarlos. Sed honrados con respecto a vuestros sentimientos e inquietudes.

Hay más formas en las que puedes ayudar a tu pareja en su transición hacia la paternidad después de la llegada del bebé. Enséñale a cuidar de un niño; podéis aprender juntos. Compartid libros y artículos que hablen de aquellos aspectos de ser padres sobre los cuales ambos tengáis dudas.

Ayuda al nuevo papá a convertirse en un experto en algún aspecto del cuidado del bebé. Cuanto más siente una persona que controla una situación, más ganas tiene de participar en ella. Por ejemplo, deja que bañe al bebé siempre que pueda. Permítele desarrollar su propia rutina y control de la situación. Es probable que no lo haga como lo harías tú, pero, siempre y cuando el bebé esté limpio (y, lógicamente, no corra peligro alguno), ¿qué más da si no lo hace igual que tú?

Sé positiva y dale ánimos. Tu pareja necesita saber que está haciendo un buen trabajo y que aprecias sus esfuerzos. Cuando cometa un error, acéptalo, corrígelo lo menos posible, alaba su trabajo y sigue adelante.

Cuando empiece una tarea o un quehacer nuevo, facilítale las cosas en la medida de lo posible. A medida que vaya cogiendo experiencia, empezará a resolver los detalles por sí solo. Si cuenta con tu ayuda desde un principio, tendrá más ganas de llevar a cabo la actividad que si se ve metido de lleno en ella y se siente poco preparado.

CÓMO MANTENER LA PROXIMIDAD
EN TU RELACIÓN DE PAREJA

(TANTO PARA LA NUEVA MADRE COMO PARA EL NUEVO PADRE)

Con un bebé en casa, el tiempo pasa a ser un bien preciado; a veces, el cariño, el respeto y la consideración hacia el otro acaban esfumándose. Es importante que ambos cultivéis la relación que tenéis con vuestra pareja. Estáis juntos en la crianza de vuestro hijo, y será más gratificante para los dos si lográis que las nuevas responsabilidades os acerquen más en vez de dejar que os separen. Hay muchas formas en las que podéis ser afectuosos el uno con el otro. Ponedlas en práctica juntos y os sorprenderéis de lo fuerte que se vuelve vuestra relación. Una relación sólida entre los padres ofrece seguridad al hijo.

Sed siempre respetuosos el uno con el otro. Mantener el respeto por el otro, a pesar de lo cansado que uno pueda estar o de lo frustrado que se pueda sentir, ayuda en todas las situaciones. Censurad las palabras que puedan herir al otro; hablaos como hablaríais a un amigo. Sed agradables cuando interactuéis juntos; con amabilidad se llega más lejos.

ADVERTENCIA

Habla con el médico si al mantener relaciones sexuales sientes grandes molestias. Podrá darte consejos para hacer que dicha actividad resulte más placentera para ambos.

Centraos en lo importante e ignorad los aspectos irrelevantes. Si queréis hablar de un problema en concreto, no os metáis en detalles sobre problemas relacionados con otras cosas. Reservad la discusión para un momento en el que podáis sentaros y hablar relajadamente.

Alabaos mutuamente, ya sea por lo guapo o guapa que está vuestra pareja o por lo bien que está haciendo de padre o madre novel. Todo el mundo quiere y necesita sentirse apreciado y querido;

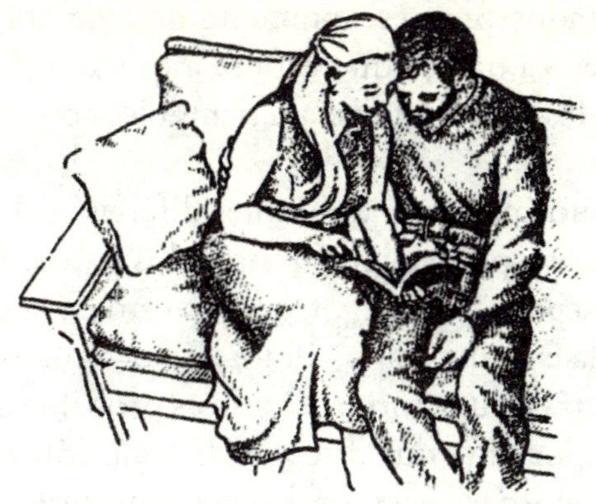

así pues, recordádselo a vuestra pareja una y otra vez. Agradeced al otro lo que hace por vosotros. Esto ayuda a reafirmar la relación y es algo sumamente importante. También demuestra respeto por lo que la otra persona hace (o intenta hacer).

Encontrad tiempo para abrazaros y besaros. Este contacto no sexual es importante en cualquier relación, sobre todo cuando no se tiene tiempo para el sexo. Reservad cada día tiempo para el otro. Aunque sólo sea durante cinco minutos antes de acostaros, saber que vuesta pareja está con vosotros (y vosotros con ella) otorgándoos toda su atención puede fortalecer mucho una relación. Recalca la importancia de vuestra unión y mantiene el compromiso y la comunicación.

Salid juntos cuando sea posible. Procurad encontrar un rato para salir de casa sin el bebé que os permita estar el uno por el otro, sola y exclusivamente. No es necesario que sea durante mucho rato: un paseo de media hora al anochecer, mientras un vecino vigila al niño, os puede ayudar a conectar mutuamente de nuevo después de días de ajetreo y de haber iniciado precipitadamente una vida familiar. O salid a pasear con el bebé.

Reíd juntos. La vida es seria, pero no siempre. La risa cura y alivia tensiones. Cuando te ríes de una situación, le quitas importancia y alivias tu tensión. Es mejor reír que llorar, y además te acerca a tu pareja.

Escuchad con respeto a vuestra pareja cuando hable. Es importante escuchar con atención las inquietudes del otro porque os ayuda a estar conectados. Si en ese momento no tenéis tiempo para hablar, pedid a vuestra pareja que espere a que tengáis un rato para poder escucharle. Procurad fijar un tiempo concreto para sentaros a hablar.

Admitid que es normal tener opiniones diferentes. Las mamás no conocen todas las respuestas; ni tampoco los papás. Es posible que uno de los dos sepa más que el otro, pero esto no significa que este último no pueda emitir juicios válidos. En ocasiones, las cosas se pueden hacer de más de una forma. Como es probable que ambos tengáis razón, es importante que discutáis la situación y lleguéis a un acuerdo. Podéis acordar hacer los dos la misma tarea de formas distintas: hacerla cada uno a *su* manera.

Podéis mantener la proximidad en vuestra relación incluso si ambos estáis ocupados y estresados. Hay que trabajar para ejercer juntos de padres, pero el esfuerzo compensa en muchos sentidos.

CRIAR JUNTOS A VUESTRO HIJO

(TANTO PARA LA NUEVA MADRE COMO PARA EL NUEVO PADRE)

Probablemente os daréis cuenta de que si os esforzáis unidos para ejercer vuestro papel de padres, conseguiréis mucho más. Admitid, desde un principio, que es normal que ambos tengáis formas diferentes de hacer las cosas, pero que vais a ser coherentes en todo lo que hagáis.

La *coherencia* es uno de los aspectos más importantes a la hora de criar a un niño. Un niño necesita saber cuáles son las normas y ver que le son aplicadas con constancia y coherencia. Se sentirá confuso si una misma acción suscita reacciones diferentes en cada uno de sus padres. Si establecéis unos límites, ateneos a ellos siempre. Esto cuesta, pero vuestro hijo será más feliz y estará mejor adaptado si sois coherentes en vuestras expectativas, disciplina y estímulo.

Si os repartís a partes iguales, y con la mayor ecuanimidad posible, las obligaciones y responsabilidades de ser padres, os resultará más fácil criar a vuestro hijo. El hecho de ser dos lógicamente conllevará diferencias en la forma de realizar ciertas tareas, pero esto puede ser beneficioso. Haced un esfuerzo por trabajar unidos —y no enfadados— para que en la vida del niño haya coherencia.

Es duro ser padre o madre: exige mucho trabajo y puede crear tensión. Sin embargo, la recompensa es extraordinaria. Y ésta puede ser todavía mayor si os esforzáis para crear juntos un equipo.

Uno de los mayores motivos de preocupación suelen ser las discrepancias con la pareja: es imposible estar de acuerdo en todo con el otro. Algo que resulta provechoso en estos casos es entender que cada uno de vosotros aporta a vuestra convivencia como padres su propio y personal sistema de sentimientos y pensamientos. Ambos tenéis vuestra propia forma de ver las situaciones. Esto puede causaros problemas si no establecéis de antemano algún modo de afrontar las diferencias. De entre las ideas que a continuación os sugerimos, quizás encontréis algún modo de resolver vuestra particular situación.

Haced planes *antes* de que el bebé nazca. Sentaos y hablad de vuestras expectativas antes del nacimiento del niño. Es más fácil entender lo que vuestra pareja piensa sobre la crianza de un hijo antes de veros envueltos en el ajetreo de la vida familiar. Quizás os sorprenda (favorablemente o no) lo que vuestra pareja piensa sobre cómo va a ser su papel de padre o madre.

Haced un esfuerzo por compartir las obligaciones. Es una buena idea para ambos saber cuidar íntegramente de vuestro hijo, y no sólo saber hacer ciertas cosas. Los papeles pueden cambiar a raíz de una enfermedad o de una alteración en la situación familiar. Si ambos tenéis experiencia en todas las facetas del cuidado de vuestro bebé, podréis sobrellevar el cambio más fácilmente.

Poneos de acuerdo sobre qué comportamientos no vais a tolerar. Establecer los límites antes de que el problema ocurra ayuda a afrontar mejor las dificultades cuando llega el momento.

Decidid qué actitud vais a adoptar para hacer frente a distintas situaciones. Tomar juntos las decisiones ayuda a resolver los problemas, porque ambos trabajaréis persiguiendo el mismo fin y seguiréis el mismo plan. Si a medida que el niño crece se hace necesaria la disciplina, ambos sabréis qué es lo mejor que podéis hacer.

Sed flexibles. Las personas obtienen los mismos resultados a pesar de hacer las cosas de distinta forma. Normalmente hay varias soluciones factibles: mostraos abiertos y aceptad que las cosas se hagan de otra forma. Si aceptáis el modo en que vuestra pareja realiza cierta tarea, os ahorraréis tiempo y esfuerzo.

Apoyaos el uno al otro, aunque tengáis diferencias de opinión. Esperad a estar solos para hablar de vuestro modo divergente de ver la situación y procurad encontrar una solución. Permaneced unidos delante de vuestro hijo.

Esforzaos para conseguir un equilibrio emocional. Apoyad los esfuerzos que realiza el otro para ser un buen padre o madre.

Tened en cuenta la perspectiva de vuestra pareja. Cuando surja una situación sobre la cual discrepéis, intentad verla desde el punto de vista del otro. A veces, este cambio de perspectiva podrá ser muy beneficioso para los dos.

INFORMACIÓN BREVE

Después del nacimiento de un bebé, el impulso sexual de una pareja puede verse afectado por el estrés, las emociones y la fatiga. Los cambios físicos que sufre la mujer también pueden tener parte de responsabilidad. Simplemente relájate y tómatelo con calma. ¡Pronto sentirás deseos otra vez!

BUSCAR TIEMPO PARA EL OTRO

(TANTO PARA LA NUEVA MADRE COMO PARA EL NUEVO PADRE)

Con un recién nacido en casa es probable que os deis cuenta de que no tenéis tiempo el uno para el otro tal y como lo teníais anteriormente. El sexo puede pareceros algo del pasado. Sentaros a conversar como personas adultas se os puede antojar un lujo que ya no os podéis permitir. Antes pasabais horas los dos juntos a solas; ahora ya no podéis.

Vuestra relación como pareja sigue siendo muy importante. De hecho, es más importante que nunca porque ambos necesitáis el amor y el apoyo de vuestra pareja como nunca antes lo habíais necesitado. Ten ánimo. Puedes hacer algunas cosas por tu pareja y por tu relación. Necesitarás organizarte, trabajar y encontrar tiempo, pero te alegrarás de haberlo hecho cuando conectes de nuevo con él o ella:

- Haz que los minutos que pasáis juntos sean importantes. Lo único que necesitas es organizar bien las cosas.
- Escribe notas para recordarte que debes reservar tiempo para estar con tu pareja, aunque te veas bloqueado/a por la frenética labor de cuidar al niño.
- Intercambia el cuidado del niño con otra pareja que también tenga un recién nacido. No es necesario que vayáis a un restaurante elegante ni que os gastéis mucho dinero. Lo importante es que salgáis de casa y que estéis juntos.
- Ten una cita en casa. Reserva tiempo para estar con él o ella a solas. Después de acostar al niño, concentraos el uno en el otro. Ved juntos un vídeo, jugad a cartas o bebed un vaso de vino.
- Reduce o simplifica el trabajo siempre que puedas. Olvídate durante un rato de la lavadora. Deja para más tarde la limpieza de la cocina. Busca formas de acortar en tiempo o reducir en número tus obligaciones y quehaceres.
- En vez de hacer las faenas por separado, hacedlas juntos. Llevad a cabo los dos alguna empresa, como arreglar el jardín o lavar el coche. Si hacéis las cosas juntos, os ahorráis la mitad de tiempo y, mientras os dedicáis a estas tareas, estáis el uno al lado del otro.
- No tienes que ser perfecta. Si tu casa no está inmaculada, no pasa nada. ¿O es que no prefieres tener una relación más sólida con tu pareja a pesar de que en los muebles haya un poco de polvo?
- Buscad tiempo para estar juntos. Levántate un poco antes para compartir unos minutos con él. Llamaos durante el día para saber el uno del otro. Dejad pasar ligeramente las cosas que no son importantes, como devolver las llamadas a vuestros amigos, para que podáis tener tiempo para estar juntos.

BAJA POR PATERNIDAD

(PARA EL NUEVO PADRE)

Muchos hombres quieren tener tiempo libre después del nacimiento de su hijo para poder conocerlo mejor. Desean acercarse más a su hijo, adquirir seguridad en la tarea de criarlo y sentirse más cómodos en su papel de padres. También quieren compartir este momento tan importante con su pareja y ayudar en la casa mientras ella empieza a recuperarse.

Las leyes federales garantizan tiempo al padre novel para estar en casa con su hijo, pero pocos padres lo aprovechan. Muchos no conocen bien la ley. Otros temen perder su empleo o ser, de algún modo, castigados si piden dicho permiso. A continuación se incluye información sobre el permiso de paternidad para que puedas decidir si quieres o no disfrutar de él.

La Family and Medical Leave Act de 1993 (FMLA) concede a los trabajadores (hombres y mujeres) de empresas con cincuenta o más empleados hasta doce semanas de permiso sin sueldo durante el primer año de vida de su hijo. Esta resolución convirtió a millones de padres en candidatos para el permiso de paternidad, pero pocos han sido los que se han aprovechado de ella.*

INFORMACIÓN BREVE

La FMLA hizo que millones de padres pudieran optar al permiso de paternidad; sin embargo, menos del 20 % obtiene tiempo libre de acuerdo con lo estipulado en el acta.

¿Por qué no han pedido más hombres el permiso de paternidad? Muchos dicen que no pueden permitirse el lujo de no cobrar un sueldo. Algunos temen que sus jefes piensen que no están com-

---

* En todo lo referente al trabajo y a la baja por paternidad, el lector español, como es lógico, deberá atenerse a las ordenanzas laborales del país, complementadas a veces por las de la comunidad autónoma donde presta sus servicios. (*N. de la t.*)

prometidos con su carrera profesional. A otros les da miedo que los echen del trabajo por hacer fiesta, aunque las leyes garantizan su protección contra este tipo de acciones.

Es importante para ti saber que *puedes* pedir la baja en el trabajo sin cobrar después del nacimiento de tu bebé. Poder quedarte en casa con el niño es un regalo maravilloso. Tal y como dijo un padre que se quedó durante seis semanas en casa con su último hijo: «No te puedes imaginar lo rápido que crecen y cambian. El tiempo que estuve con él hizo que me diera cuenta de que podía hacerlo (criar al niño) y hacerlo bien. Pienso que siempre estaremos unidos gracias al tiempo que compartimos juntos. ¡Yo no renunciaría a él por nada del mundo!».

Capítulo 9

Volver al trabajo

El embarazo ha terminado y quizá te parezca que lo peor ya ha pasado. Sin embargo, todavía debes hacer ciertos arreglos para que tu hijo esté cuidado si decides volver al trabajo. Pronto te darás cuenta de que para compaginar una familia y una carrera profesional se necesita organización y flexibilidad.

Seguir o no trabajando fuera de casa después del nacimiento del bebé es una decisión que muchas madres desearían no tener que tomar. A pesar de ello, por motivos económicos, quedarse en casa no es una opción para muchas mujeres.

En la década de 1950 y a principios de la de 1960, pocas mujeres con niños menores de seis años trabajaban fuera de casa. Actualmente, pocas parejas pueden prescindir del salario de la mujer. Volver a trabajar después de tener un hijo es tan común como quedarse en casa.

INFORMACIÓN BREVE

Un 60 % de las madres trabajan fuera del hogar. Volver al trabajo es más común que quedarse en casa.

¿COMPENSA EL COSTE DE TRABAJAR?

Haz la siguiente suma para hallar el «coste total de ir a trabajar»:

- coste de la guardería,
- coste de la leche infantil, si no vas a seguir dando de mamar a tu hijo al volver del trabajo,
- coste del equipo por duplicado para casa y la guardería,
- aumento de los impuestos debido a un segundo sueldo,
- coste del desplazamiento al y desde el trabajo,
- coste de las comidas fuera de casa,
- coste de los extras, como tintorería, ropa y otras cosa que necesitas cuando trabajas,
- coste de los «obsequios» que te haces a ti misma, como comer fuera de casa, comprar alimentos precocinados o tener a alguien que te limpie la casa.

Sigue los pasos 1, 2 y 3 para determinar lo que realmente ganas. La cifra resultante puede sorprenderte:

1. Suma tu sueldo neto más todas las ventajas.
2. Resta el coste total de ir a trabajar que has obtenido de la lista anterior.
3. Divide el número obtenido entre el número total de horas que te pasas fuera de casa. La cifra obtenida representa lo que ganas por hora fuera de casa y lejos del niño.

SI DECIDES QUEDARTE EN CASA

Quizá decidas quedarte en casa con el bebé. Si es así, el cambio de salir diariamente para ir al trabajo a quedarte en casa puede resultarte traumático. Tal vez descubras que quedarse en casa no es tan fácil como habías imaginado. Es cierto que no tienes que preocuparte por no faltar al trabajo o ir a casa para preparar la comida y hacer las tareas del hogar, pero estar en casa puede significar menos compañía, menos dinero y la pérdida de una rutina diaria de trabajo.

Si antes trabajabas a jornada completa, es posible que no conozcas a demasiada gente en tu zona. Es difícil hacer amigos en el barrio cuando se trabaja todo el día. Puede que en poco tiempo tu vecindario se convierta en un sustituto de tu lugar de trabajo. No te encierres en la maternidad y excluyas cualquier otra actividad. Haz un esfuerzo por salir, conocer gente e involucrarte en experiencias nuevas con tu hijo.

INFORMACIÓN BREVE

Ciertos estudios han demostrado que algunas de las mujeres que dejan de trabajar para quedarse en casa con sus hijos sufren más ansiedad que las madres noveles que regresan al trabajo. ¡Es posible que quedarse en casa no sea tan fácil como te imaginas!

Mantén el contacto con tus colegas del trabajo. Acércate a verlos o sal a comer con un grupo. Llámalos y mantente al día de lo que sucede en tu ámbito local.

ANTES DE VOLVER AL TRABAJO

Si decides volver al trabajo, hay ciertas cosas que puedes hacer para que la transición del hogar a tu profesión te resulte más fácil y fructífera. De entre las ideas que a continuación te presentamos, utiliza las que funcionen en tu caso.

INFORMACIÓN BREVE

Cuando planees volver a trabajar, empieza tu rutina de trabajo una semana antes de reincorporarte al mismo para establecer tu horario. Levántate a la hora a la que normalmente te levantarás, da de comer al bebé, prepárate tu desayuno y desayuna, hazte la comida y prepara el maletín y la bolsa de los pañales del bebé. Puede que te sorprendas de lo mucho que tardas en llevar a cabo todas estas tareas.

DOS SEMANAS ANTES DE REINCORPORARTE AL TRABAJO

Prueba distintas formas de dar de comer al bebé antes de tomar una decisión final. Quizá decidas seguir dando de mamar a tu hijo. No te será muy difícil hacerlo si vives cerca de tu trabajo o si tu empresa cuenta con servicio de guardería, lo que te permitiría visitar a tu bebé a las horas de darle de comer. Si no cuentas con estas alternativas, tendrás que extraerte leche de los senos; si usas una bomba de doble acción, tardarás la mitad de tiempo. Si decides pasarte al biberón, elimina una toma de pecho cada dos días, empezando por la que le das al anochecer. Pásate al biberón en las tomas diurnas. En último lugar, cambia por el biberón la primera y la última toma del día.

Inspecciona tu armario, ¡y pruébate la ropa! Es probable que tu talla haya aumentado (es normal) o que tu figura haya cambiado de algún modo, haciendo que ciertas prendas te queden de otra forma. No te olvides de probarte también los zapatos. Si tienes la intención de dar de mamar o de extraerte leche de los senos durante tu jornada laboral, procura llevar una ropa que te permita hacerlo fácilmente.

Finaliza las gestiones para llevar al niño a la guardería. Visita el lugar en el que piensas dejar a tu hijo para ver de nuevo cómo es y para asegurarte de que tu pequeño está matriculado. También es una buena idea tener previsto lo que vas a hacer en caso de que tu hijo se ponga enfermo y no puedas llevarlo a la guardería. Si tienes previsto contratar a una canguro, necesitarás contar con otra de reserva por si la primera se pone enferma.

Evalúa tus necesidades en casa. ¿Serás capaz de suprimir ciertas faenas o de adaptarte y aceptar estándares diferentes? Quizá no te des cuenta de lo valioso que será el tiempo cuando estés en casa: es probable que no quieras pasarte el rato procurando que todo esté reluciente. ¿Puedes hacer las cosas de un modo más eficaz, como cocinar con antelación para la semana o ir a comprar sólo una vez por semana? ¿Puedes contratar a alguien para que te limpie la casa?

Una semana antes de reincorporarte al trabajo

Empieza tu rutina de trabajo esta semana. Levántate a la hora a la que sueles levantarte cuando vas a trabajar. Da de comer a tu bebé de acuerdo con este nuevo horario. Prepárate el desayuno y desayuna. Procura que te quede tiempo para preparar tu comida y una bolsa con pañales para el bebé.

Haz una lista de todo lo que necesitas. Necesitarás tener montones de cosas para el bebé tanto en casa como en la guardería. No te olvides de los pañales, el biberón, la ropa para el niño, más biberones, una segunda silla para el coche y demás cosas necesarias para el cuidado y la comodidad del bebé.

Elige tu ropa. Prepara la noche anterior la ropa que vas a llevar el primer día de trabajo. Comprueba que todo está bien para poder ponértelo. Si vas a seguir dando de mamar a tu hijo, ten un par de mudas en la oficina y una buena provisión de discos absorbentes para los pechos. Prepara la bolsa de los pañales con el resto de cosas para el bebé que debes llevar a la guardería. Cena bien y vete a dormir pronto para descansar lo suficiente.

INFORMACIÓN BREVE

Pruébate los zapatos que hace tiempo que no te pones. Es posible que tu talla haya aumentado entre medio número y un número entero durante el embarazo. A menudo este aumento es permanente, de modo que tus pies no recuperarán su tamaño original después de dar a luz.

El día que te reincorporas al trabajo

Si puedes, elige el jueves como día de vuelta al trabajo. Podrás meterte en la rutina laboral pero trabajarás una semana corta. De este modo podrás reponer energías para la siguiente semana de cinco días de trabajo. Si puedes reincorporarte a tu puesto trabajando menos horas, también te irá bien. Trabajar sólo cinco horas diarias para ir gradualmente aumentando hasta ocho, es un buen plan.

Durante las semanas siguientes a tu reincorporación laboral, elige comidas fáciles de preparar. O prepara y congela algunos platos para que no tengas que cocinar. También puedes permitirte el lujo de pedir comida a domicilio alguna que otra vez.

No te preocupes si encuentras a faltar enormemente al niño al volver al trabajo. Es normal que te sientas afligida y algo culpable por dejar al bebé con otros. A lo mejor lo que sientes es alivio por volver a trabajar. Esto también es normal.

Cuando regreses al trabajo te encontrarás con compañeros comprensivos, pero también con compañeros indiferentes con respecto a cómo te sientes. Es importante encontrar distintas maneras de facilitar la transición de casa al trabajo.

Es posible que uno de los mayores retos te lo encuentres al regresar a casa *después* de trabajar. Seguramente llegarás cansada y hambrienta y, sin embargo, lo más probable es que no puedas sentarte y descansar puesto que tu familia necesitará de tu tiempo y atención. Deberás ponerte de acuerdo con tu pareja para compartir muchas de las responsabilidades que ahora tenéis con el bebé.

Presta al niño toda tu atención cuando estés con él. Haz que tu pareja procure hacer lo mismo y que dedique al niño parte de su tiempo personal. Reserva también algo de tiempo para ti y tu pareja. Probablemente ambos lo necesitaréis al final del día. Es importante que administres bien tu tiempo; vas a tener muchas obligaciones y necesitarás dosificar tu tiempo y energía.

Procura trazar un plan y aferrarte a él. Como no puedes hacerlo todo, lo mejor es que no lo intentes. Delega en otros algunas responsabilidades. Haz lo que puedas y deja estar las cosas menos importantes. No vas a poder hacer todo lo que hacías antes del nacimiento de tu hijo, por lo que será necesario que cambies tus expectativas.

DECISIONES ACERCA DEL CUIDADO DEL BEBÉ

Acordar quién se va a encargar de cuidar al niño puede ser una tarea desmoralizante. Para seleccionar a la persona o personas que se van a ocupar del niño debes tomar muchas decisiones. Como es natural, quieres que tu bebé esté en el mejor entorno y atendido por la persona más idónea. La mejor forma de hacerlo es conociendo cuáles son tus opciones antes de empezar.

Existen muchas alternativas para tener al niño cuidado. Cualquiera de ellas podría irte bien, pero antes de nada debes examinar tus necesidades, así como las de tu bebé, antes de decidirte por una. A continuación analizamos distintas opciones para el cuidado del bebé. Estas opciones son: dejar al bebé en casa a cargo de algún familiar, dejarlo en casa con un cuidador, llevar al bebé a la casa de un cuidador o llevarlo a una guardería.

Dejar al bebé en casa

Es posible que te decidas por dejar al bebé en casa a cargo de un familiar u otra persona no vinculada con tu familia. Tener a alguien que vaya a casa a cuidar de tu hijo suele ser muy fácil. No tienes que preparar al niño antes de irte por la mañana y nunca tienes que sacarlo a la calle con mal tiempo. Tampoco pierdes tiempo por la mañana para dejar al bebé donde corresponda ni por la noche para recogerlo.

Dejar al bebé en casa es una alternativa excelente para un bebé o un niño de corta edad, puesto que recibe atención individualizada si no tienes más niños en casa. Además, el bebé permanece en un entorno familiar.

Cuando la persona que se queda a cargo del pequeño es un pariente, como un abuelo o una abuela, una tía o cualquier otra persona de la familia, puede resultar más complicado de lo que esperabas. Pedirle o decirle que haga las cosas a tu modo puede hacer que te resulte difícil mantener la relación con esta persona.

Cuando la persona que se queda a cargo del pequeño es alguien ajeno a la familia, es posible que sus servicios te resulten muy caros. Además, estás contratando a alguien a quien no conoces para que venga a tu casa y cuide a tu bebé. Debes ser diligente a la hora de pedirle referencias y probar minuciosamente cómo es.

Un inconveniente de dejar al niño en casa bajo la atención de alguien es el aislamiento que puede sentir el pequeño al crecer. Todos los niños necesitan relacionarse con otros niños para que puedan aprender a compartir y a jugar juntos. Aunque hacer venir a alguien a tu casa para que cuide de tu niño es una opción excelente para él, a medida que vaya creciendo tendrás que esforzarte para crear oportunidades con el fin de que el niño se relacione con otros niños.

LLEVAR AL BEBÉ A LA CASA DE UN CUIDADOR

Llevar al niño a la casa de otra persona es una opción que muchos padres eligen. Estas casas suelen tener grupos pequeños de niños y permiten más flexibilidad a los padres, como por ejemplo tener al niño hasta más tarde el día que ellos tienen una reunión ineludible. Al hallarse en un ambiente similar al de su casa, el bebé se siente cómodo y puede recibir mucha atención. Por otro lado, si en la casa hay más niños, tu hijo puede relacionarse con ellos.

A pesar de todo lo dicho, esta alternativa para el cuidado del bebé no está regulada en todos los países, por lo que es necesario informarse bien en cada caso. Ponte en contacto con el Departamento de Servicios Sociales de tu país y pregunta cuáles son los requisitos legales. En algunos lugares hay agencias locales que supervisan a los cuidadores que pertenecen a su organización. Las personas que cuidan a niños pequeños deben respetar ciertas normas, como el número máximo de niños que pueden tener en su casa (incluido el suyo propio) y los honorarios máximos que pueden cobrar. Además, deben tener un certificado conforme han realizado un curso de primeros auxilios y de reanimación cardiorrespiratoria.

MEDIDAS PARA ENCONTRAR UN BUEN CUIDADOR

Tanto si eliges contratar a alguien para que vaya a tu casa como si decides llevar a tu hijo a la casa de otra persona, puedes seguir ciertos pasos para encontrar a la persona que va a cuidar de tu bebé:

Anúnciate. Para encontrar gente a la cual entrevistar, pon un anuncio en el periódico local y en el boletín parroquial. Di a cuántos niños es preciso cuidar y la edad de cada uno. Informa de los días y las horas que necesitas los servicios del cuidador, de la cantidad o tipo de experiencia requerida y de otros detalles. Indica que es necesario aportar referencias y que las comprobarás.

Concierta entrevistas telefónicas. Tendrás que entrevistar a muchos cuidadores antes de encontrar a uno con el que te sientas cómoda. Habla con los candidatos por teléfono primero para determinar si quieres entrevistarlos. Pregúntales por su experiencia, sus referencias, su filosofía en relación con el cuidado de niños y qué esperan del empleo. Entonces, decide si quieres hacerles una entrevista en persona.

Haz una lista. Anota todo lo que te preocupa, incluyendo los días y las horas que necesitas a la persona, las tareas que realizará, la necesidad de tener permiso de conducir y qué beneficios obtendrá. Habla de todo esto con el cuidador potencial.

Verifica las referencias. Pide al cuidador potencial los nombres y números de teléfono de las personas para las cuales ha trabajado anteriormente. Llama a todas las familias, hazles saber que estás pensando en contratar a esa persona para que cuide de tu hijo y habla del tema con ellos.

Comprueba cómo van las cosas. Una vez hayas contratado a alguien, déjate caer alguna vez por casa sin previo aviso para comprobar cómo va todo. Observa cómo se desenvuelve el cuidador. Presta atención a cómo reacciona tu hijo cada vez que llegas o te vas; aunque es normal que sienta cierta ansiedad, a veces las reacciones de tu hijo pueden darte una pista de lo que siente respecto al cuidador.

RESPONSABILIDADES CON RESPECTO A TU CUIDADOR

El cuidador tiene ciertas responsabilidades con respecto a ti y tú con él. Sé puntual a la hora de dejar o recoger a tu hijo. Llama si vas a llegar tarde, aunque cuide al niño en tu propia casa. Págale a tiempo. Proporciónale pañales, leche preparada o materna, ropa de más para el niño y otros objetos personales para el bebé cuando sea necesario.

Debes pagar los impuestos locales y estatales por tu cuidador, incluida la Seguridad Social. Si la persona trabaja en tu casa quizá tengas que pagar un seguro de accidentes, pero lo mejor será que te informes en el Departamento de Servicios Sociales del sector donde vivas.

LLEVAR AL BEBÉ A UNA GUARDERÍA

Una guardería es un lugar grande en donde se cuida a muchos niños. Estos centros infantiles difieren considerablemente unos de otros en cuanto a los recursos de que disponen y las actividades que ofrecen, la cantidad de atención que dispensan a cada niño, el tamaño de los grupos y su filosofía en relación al cuidado de los niños.

Pregunta qué formación tiene cada uno de los cuidadores o profesores de la guardería. Hay guarderías que exigen más a sus cuidadores que otras. En algunos casos, el centro sólo contrata personal formado y titulado; en otros, el mismo centro proporciona la formación necesaria al personal que contrata.

Quizá te encuentres con guarderías que no aceptan bebés. A menudo, se centran más en niños un poco mayores puesto que los bebés requieren mucho tiempo y atención. Si la guardería acepta bebés, la proporción entre niños y cuidadores debe ser de un adulto por cada tres o cuatro niños (menores de 2 años). Para niños mayores, la proporción máxima es de un adulto por cada cuatro o seis niños de 2 años y de un adulto por cada siete u ocho niños de 3 años.

Quieres elegir un centro que ofrezca un cuidado infantil de calidad, pero no te dejes engañar por un centro innovador. El lugar más limpio y brillante es inútil sin los cuidadores apropiados. Revisa el centro minuciosamente; visítalo habiendo concertado la visita previamente y también de forma improvisada algunas veces. Conoce a la persona que está al mando y a las que cuidarán de tu hijo. Pide referencias a los padres que también llevan ahí a sus hijos. Llama y habla con algunos padres antes de tomar una decisión final.

Cuidar a un bebé

Los bebés tienen necesidades especiales que una escuela preescolar no puede satisfacer. Comprueba que el lugar que has elegido para tu hijo sí puede satisfacer sus necesidades. Un bebé no sólo necesita que le cambien y le den de comer; también necesita otras cosas. Precisa que le cojan y se relacionen con él; necesita consuelo cuando tiene miedo y descanso en ciertos momentos del día.

Cuando busques un lugar, ten presentes las necesidades de tu bebé. Evalúa cada situación en función de si satisface o no tales necesidades.

Buscar a la persona que va a cuidar de tu hijo

Empezar a buscar a alguien para que cuide de tu hijo te puede parecer una tarea difícil. ¿Por dónde empiezas? Hay muchas cosas que puedes hacer en tu búsqueda de la mejor solución para tener a tu hijo bien atendido, y hay muchas formas de obtener información sobre dónde o a quién confiar el cuidado de un bebé. Utiliza las siguientes sugerencias para encontrar a alguien que cuide de tu hijo:

- Pide a tus amigos, familiares y compañeros de trabajo referencias de personas o lugares que ellos conozcan donde cuiden bebés. Habla con gente del barrio. Pregunta en la parroquia si patrocinan algún programa.
- Si estás interesada en contratar a una niñera para que vaya a tu casa, ponte en contacto con una agencia local de referencia; su número suele aparecer en las páginas amarillas.

Sea quien sea la persona que elijas para que cuide de tu bebé, *no te olvides* de comprobar minuciosamente sus referencias antes de tomar una decisión. Esto sirve tanto para las guarderías como para los cuidadores en casa (ya sea en la tuya o en la suya).

El coste del cuidado de tu hijo

El presupuesto reservado al cuidado del bebé puede ser muy alto dentro de los gastos de una casa. Para algunas familias, representa el 25 % **o más** del presupuesto del hogar. Lo que cobra alguien por **cuidar de** un bebé o un niño pequeño (hasta los 3 años) puede oscilar entre los 100 y los 200 dólares (o más) a la semana, dependiendo de dónde vives y del tipo de cuidado que has elegido, y es más caro que cuidar niños mayores. Todavía puede ser más caro que cuiden al niño en casa, ya que hay que contar con los seguros y otras cuotas adicionales que deberás negociar en función de las tareas extra que quieres que el cuidador haga.

La financiación pública está reservada a las familias con ingresos limitados. Infórmate en tu ayuntamiento sobre las posibilidades de llevar a tu hijo a una guardería financiada con dinero público o sobre cualquier otra posibilidad que no resulte demasiado costosa para ti.

Cuándo empezar a buscar a alguien para que cuide de tu hijo

Encontrar el mejor lugar para tu hijo te puede llevar cierto tiempo. Ponte manos a la obra varias semanas (quizá meses, sobre todo en situaciones especiales, como en caso de tener gemelos) antes de necesitarlo. A veces, esto significa encontrar el lugar o la persona adecuada *antes* de que tu hijo haya nacido.

Hay lugares en los que es necesario inscribirse en una lista de espera. Ten en cuenta que escasean las guarderías o centros de calidad que aceptan niños menores de 2 años. Si has encontrado un cuidador que te gusta pero todavía no necesitas sus servicios, pregunta si puedes pagarle cierta cantidad por adelantado y fijar la fecha en la que empezarás a confiarle tu bebé. Manténte en contacto con el cuidador y concertad una reunión antes de confiarle el bebé diariamente.

CUIDADOS ESPECIALES

Hay ocasiones en las que tu hijo puede necesitar un cuidado especial. Si tu hijo ha nacido con alguna discapacidad o problema de salud que hace que requiera una atención individualizada, es probable que tengas más dificultades para hallar un cuidador debidamente cualificado. En estos casos especiales, emplearás más tiempo del habitual en encontrar el centro o la persona capaz de satisfacer las necesidades de tu bebé.

Ponte en contacto con el hospital que ha atendido a tu hijo y pide referencias, o habla con tu pediatra. Probablemente conocerán a gente que podrá ayudarte. Si tu bebé precisa cuidados especiales, lo mejor será buscar un cuidador que vaya a tu casa.

EL CUIDADO DE UN NIÑO ENFERMO

Todos los niños cogen alguna vez un resfriado, la gripe o tienen diarreas. Hoy en día, hay distintas formas de tener a un niño enfermo bien atendido aunque uno no pueda permitirse hacer fiesta en el trabajo para quedarse en casa con él. En algunos lugares hay centros o guarderías que cuidan a niños enfermos. Suelen estar adscritos a guarderías o centros infantiles, aunque a veces están adscritos a hospitales. Un centro para niños enfermos es un lugar donde el niño enfermo está cómodo y puede descansar o participar en actividades tranquilas, como escuchar cuentos.

Este tipo de centros suelen estar dirigidos por una enfermera diplomada que puede administrar medicación en caso de necesidad. La cuota para esta clase de servicio va de los 25 a los 55 dólares al día.

Algunas ciudades cuentan con un servicio de cuidadores a domicilio que van a las casas cuando el niño está demasiado enfermo como para llevarlo a alguna otra parte. Tal servicio suele estar dirigido por una agencia relacionada con el cuidado infantil, y sus cuidadores suelen cobrar por horas. A veces no es posible disponer del cuidador hasta al cabo de un día más o menos; sin embargo, dicho servicio puede ser una forma excelente de tener a un niño bien atendido cuando está demasiado enfermo como para salir de casa.

> **ADVERTENCIA**
>
> Cuando vuelvas a trabajar, pide un cambio de horario o que te rebajen la cantidad de trabajo que debes realizar si piensas que esto puede facilitar tu reincorporación a tu puesto.

¿PUEDES MODIFICAR TU SITUACIÓN LABORAL?

Haciendo un cuidadoso sondeo puedes llegar a encontrar distintas formas de modificar tu situación laboral actual de modo que todo el mundo quede contento: tú, tu jefe, tu pareja y tu bebé. Examina diferentes planes de trabajo para determinar cuál se adapta mejor a tus necesidades.

Algunas mujeres deciden seguir trabajando, pero no a jornada completa. Si puedes reducir de algún modo el número de horas de trabajo y trabajar a tiempo parcial, serás más feliz. Esto puede significar menos dinero, pero lo tranquila que te sentirás compensará la pérdida económica. Pregunta a tu jefe si puedes trabajar menos horas o compartir tu trabajo con otra persona. Quizás haya alguien en la empresa que realice el mismo tipo de trabajo que tú y a quien también le gustaría trabajar sólo media jornada.

Averigua si en tu empresa permiten hacer horario flexible. En algunos casos se puede modificar el plan de trabajo, como por ejemplo trabajar diez horas diarias, y en otros se puede llegar pronto y salir pronto, o llegar tarde y salir tarde. De esta forma, eres tú quien marca tu horario, siempre y cuando hagas el trabajo.

Si trabajas a tiempo parcial o con horario flexible, te costará más encontrar el lugar o la persona con quien dejar a tu hijo. Hay algunos centros más flexibles que otros y algunos cuidadores en casa (ya sea en la suya o en la tuya) aceptan la pausa. En otros casos, puedes encontrar centros poco flexibles: normalmente cobran por semanas, tanto si tu hijo ha ido como si no ha ido al centro. Si un cuidador a domicilio depende de los ingresos que recibe por cuidar a tu bebé, menos horas de trabajo significarán menos dinero.

Una tercera solución podría ser trabajar en casa media jornada o jornada completa. Muchas empresas están actualmente preparadas para permitir a sus trabajadores (hombres y mujeres) trabajar desde casa. Con cierta planificación y previsión, trabajar desde casa puede ser una experiencia positiva tanto para ti como para tu bebé.

DAR DE MAMAR Y TRABAJAR

Para muchas mujeres es importante dar de mamar, y no quieren tener que dejar de hacerlo al volver al trabajo. Aunque empieces a trabajar, puedes seguir dando de mamar a tu bebé. Si sólo le das leche materna, tendrás que extraerte leche de los senos o arreglártelas para ver al bebé durante el día. También puedes darle el pecho en casa y biberones de leche materna o preparada cuando estés fuera. Esto lleva algo más de tiempo, pero si para ti es importante, hazlo. (Véase en el capítulo 4 un examen en profundidad de la lactancia natural.)

ADVERTENCIA

Si estás dando de mamar o necesitas extraerte leche de los senos durante el día, házselo saber a tu jefe. Puedes tener molestias importantes si no te vacías los pechos, ya sea dando de comer al niño o usando una bomba para extraerte leche.

Un modo de suavizar, tanto para ti como para el bebé, tu regreso al trabajo es empezar a guardar leche dos semanas antes de tu reincorporación. Utiliza una bomba eléctrica para extraerte leche entre toma y toma. Empieza unas dos semanas antes de que empieces a trabajar. No lo hagas antes porque podrías producir demasiada leche. Las bombas dúplex vacían ambos pechos a la vez. Congela la leche que te extraigas en cantidades que oscilen entre los 30 y los 120 ml. Esto permitirá al cuidador descongelar una u otra cantidad para una toma concreta.

Quizás en el trabajo puedas extraerte leche y guardarla. Probablemente te sentirás muy molesta si no te vacías los pechos, ya que la leche sigue afluyendo a ellos. Llévate una bomba para los senos y congela o desecha la leche después de extraértela.

Si te quedas en casa hasta que el bebé tenga entre cuatro y seis meses, quizá puedas saltarte el biberón e intentar hacer que beba directamente de una taza. Antes de los cuatro meses el bebé necesita aprender a beber de un biberón. Después de pasarte cuatro semanas dándole exclusivamente de mamar, puedes empezar a darle biberones sin que ello comprometa tu suministro de leche o su técnica para mamar. Las primeras veces que le des el biberón, deja que se lo dé otra persona cuando todavía no tenga mucha hambre. Dale un biberón más o menos a la misma hora a la que se lo darás cuando llegues de trabajar.

Capítulo 10

Planifícate y prepárate para tu próximo embarazo

Quizá te parezca raro hablar de tu próximo embarazo cuando acabas de tener un bebé; sin embargo, es algo que debes tener en cuenta. La mayoría de las mujeres quieren esperar un tiempo después de dar a luz antes de pensar en tener otro embarazo. Otras desean volver a quedarse embarazadas muy pronto. Y a algunas les sorprende ver que vuelven a estar embarazadas porque no habían pensado en el control de la natalidad. A continuación discutimos distintos aspectos relacionados con esta cuestión sobre los cuales quizá no te hayas parado a pensar.

HAZ PREGUNTAS A TU MÉDICO

La revisión de las seis semanas después del parto es un buen momento para hacer preguntas sobre futuros embarazos. Habla con tu médico de todo lo relacionado con tu reciente parto que te inquiete y de las complicaciones que has tenido. Esta información puede serte útil en tu próximo embarazo, especialmente si cambias de hospital o te atiende otro médico en el parto. Entre las preguntas más comunes se incluyen las siguientes:

- ¿Hay cosas que debo hacer antes de quedarme embarazada otra vez, como, por ejemplo, someterme a exámenes médicos o vacunarme?

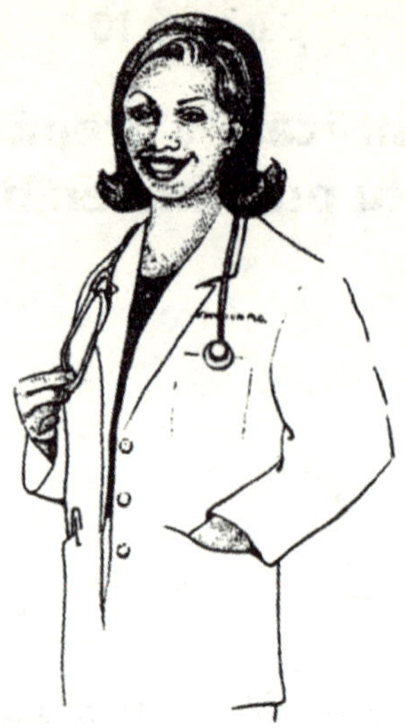

- ¿Existe algún signo de alarma ante el cual deba estar atenta durante mis futuros embarazos?
- ¿He tenido complicaciones en mi último embarazo que puedan volver a presentarse, como la diabetes gestacional?
- ¿Será necesario que vuelvan a practicarme la cesárea la próxima vez o podría intentar tener un parto normal sin correr ningún riesgo?

Las mujeres suelen preguntar: «¿Cuánto debo esperar antes de volver a quedarme embarazada?». Antes de intentar tener otro embarazo, deberías estar recuperada física y emocionalmente, independientemente del tipo de parto que hayas tenido (por cesárea o vaginal). El tiempo que dura la recuperación de una mujer depende de varios factores, entre los que se incluyen los siguientes:

- complicaciones durante el último embarazo, como hipertensión arterial o diabetes gestacional,
- la duración o dificultad del parto y el alumbramiento,
- problemas de hemorragia o infección,
- problemas médicos crónicos, como diabetes,
- la ayuda que recibe en casa por parte de amigos o familiares,

• qué otras responsabilidades tiene ya en casa (cuántos hijos y qué edad tienen).

Cuando hablamos de *recuperación física*, nos referimos a que seas capaz de realizar todas las actividades normales que hacías antes de quedarte embarazada, que practiques ejercicio de forma regular, que tu peso sea el que tú quieres y que no tengas problemas médicos o físicos que requieran pruebas o tratamientos que deban ser controlados antes de quedarte embarazada. Para la mayoría de las mujeres, esto no se da, como mínimo, hasta transcurridos de entre seis meses a un año después del parto. Tales principios son igualmente aplicables a la recuperación después de un parto vaginal o tras un parto por cesárea. La recuperación suele ser más larga en este último caso.

INTERRUMPIR LA CONTRACEPCIÓN ANTES DEL PRÓXIMO EMBARAZO

Si estás usando algún método prescrito por tu médico para controlar la natalidad habla con él sobre cuándo debes dejar de usarlo si quieres volver a quedarte embarazada. Muchas veces el médico quiere que dejes de usar el método o hacer que te lo quiten, como en el caso de un DIU o Norplant, y que después esperes a que tu ciclo menstrual normal se cumpla cierto número de veces antes de intentar buscar un embarazo. El hecho de esperar a que el ciclo menstrual se normalice ayuda a predecir con mayor exactitud la fecha de vencimiento del siguiente embarazo.

EL EMBARAZO DENTRO DEL PRIMER AÑO

La mayoría de los médicos te recomiendan no quedarte embarazada antes de un año después del parto. Durante este tiempo, estarás sumamente ocupada con tu pequeño y tratando de recuperarte del embarazo, el trabajo de parto y el parto. Quizás encuentres difícil adaptarte a tu nueva vida y seguir encontrando tiempo para ti y tu pareja.

Si tuviste algún problema o complicación durante o después del embarazo, ocúpate de ello para que puedas estar en la mejor forma posible si vuelves a quedarte embarazada. Si tomas medicación regularmente, habla con tu médico antes de dejarla o cambiarla. Averigua si los medicamentos que tomas pueden dañar al feto. Normalmente se intenta disminuir la cantidad de medicación que debes tomar, si es posible, y evitar o abandonar la ingestión de los medicamentos que no necesitas o que podrían hacerte daño a ti y al bebé que está creciendo en tu seno. Deja que tu médico te ayude al respecto.

Las mujeres, por lo general, quieren saber si existe un intervalo exacto de tiempo que sea seguro antes de intentar volver a quedarse embarazadas. La respuesta es distinta para cada mujer. Volver a quedarte embarazada enseguida puede afectar a tu capacidad para dar de mamar. Casi todos los médicos recomiendan dejar de dar el pecho si estás embarazada, algo que puede acortar el tiempo de lactancia y reducir los beneficios que tu bebé obtiene de ella.

Además, el hecho de haber tenido un primer embarazo y un parto fáciles no sirve para predecir lo que sucederá en los siguientes embarazos. Cada embarazo tiende a ser único; no des por sentado que tus futuros embarazos van a ser fáciles o difíciles basándote en lo que ha sido el primero.

Toda pareja necesita recuperarse física y emocionalmente. Es posible que la recuperación física no se complete hasta transcurridos seis meses, un año o incluso más. Esto se debe en parte al «trabajo» a jornada completa que supone cuidar de un recién nacido sin que apenas te quede tiempo para ti. Se puede hacer, aunque eso suponga negociar con una amiga el cuidado de vuestros hijos con el fin de sacar tiempo para ti y para hacer ejercicio.

Muchas mujeres pueden perder gran parte del peso ganado durante el embarazo, aunque no todo. De esta manera, empiezan cada embarazo pesando entre 2 y 5 kg más que en el embarazo anterior. Durante los embarazos siguientes es posible que te cueste todavía más controlar tu peso; tras dos o tres embarazos, puedes haber ganado entre 5 y 14 kg que te puede costar mucho perder.

INFORMACIÓN BREVE

Tu cuerpo tarda prácticamente un año entero en recuperarse de un embarazo.

ANÁLISIS DE LAS COMPLICACIONES

Si tuviste complicaciones durante el embarazo, habla de ellas con tu médico. Averigua sobre qué debes estar al tanto durante tu recuperación y si alguna de las complicaciones de este embarazo podría repetirse en uno futuro. Esto incluye la necesidad de tomar medicación o de someterse a pruebas médicas. La mayor parte de las complicaciones surgidas durante el embarazo, como la anemia o la diabetes gestacional, empiezan a mejorar después del parto sin necesidad de hacer nada más. Ciertos problemas, como la hipertensión arterial, deben ser controlados después de dar a luz. Habla con tu médico sobre cualquier problema que hayas tenido antes de intentar quedarte de nuevo embarazada.

Si te han hecho una cesárea, posiblemente será necesario que te la vuelvan a repetir. Háblalo con tu médico. Puede darse el caso de que tengas un parto vaginal habiendo tenido anteriormente un parto por cesárea. Esto se llama VBAC (*vaginal birth after C-section* [parto vaginal después de cesárea]).

Si sufriste diabetes gestacional, pregunta si podría constituir un problema la próxima vez. Ahora es un buen momento para preguntar estas cosas, puesto que las tienes frescas en la memoria, al igual que tu médico. Las respuestas a estas preguntas podrían marcar una gran diferencia en tu preparación para futuros embarazos.

Toma en consideración todos estos aspectos y adopta las medidas que sean necesarias antes de abandonar la contracepción. (Quizá no consideres que estás tratando de quedarte embarazada, ¡pero si no usas un método anticonceptivo, sí que estás tratando de quedarte embarazada!) Hoy en día, es más normal hablar de los «doce meses» de embarazo que de los «nueve meses», puesto que se considera que la mujer debe empezar a cuidarse como si ya estuviera embarazada tres meses antes de estarlo realmente.

Quizá te gustaría leer otros libros sobre el embarazo, como *Las semanas del embarazo*, *Your Pregnancy Questions and Answers*, *Your Pregnancy: Every Woman's Guide* y *El embarazo después de los 35*, para saber más acerca de la preparación para el embarazo. Estos libros te ayudarán enormemente a prepararte para el embarazo, incluso si ya has estado embarazada antes.

Tanto si decides tener otro hijo al cabo de uno o dos años como si deseas esperar más tiempo, es importante estar preparada. Si lees este libro y sigues las sugerencias para comer correctamente y hacer ejercicio, harás que tu recuperación postembarazo sea lo más completa posible. El hecho de cuidar de ti misma lo mejor posible, si decides volver a quedarte embarazada, asegurará en gran medida una buena salud para ti y tu próximo bebé.

Índice analítico y de nombres